医療法務弁護士が提案する

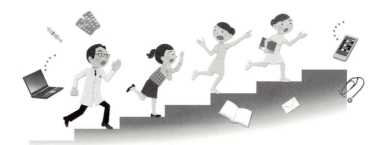

暴言・暴力・ハラスメントから
職員を守る
段階的対応

井上法律事務所 弁護士 井上清成 編著

日本看護協会出版会

装丁………相京厚史（next door design）
装画………西田ヒロコ

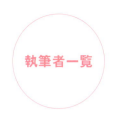

執筆者一覧

井上法律事務所　所長　弁護士
井上清成

井上法律事務所　弁護士
衞藤正道

井上法律事務所　弁護士
小野英明

井上法律事務所　弁護士
小林英憲

井上法律事務所　弁護士
宮澤茉未

井上法律事務所　弁護士
加藤和子

井上法律事務所　弁護士
藤井輝

いかり法律事務所　弁護士
吉成紗恵

弁護士法人御堂筋法律事務所　弁護士
山崎祥光

目次

1章 苦情・クレームの基礎と段階的対応

1 ― 苦情・クレームの発言タイプとそれに至る背景 ……… 8
1) 苦情・クレームが生じる背景 ……… 8
2) 苦情・クレームの発言タイプ ……… 13

2 ― 苦情・クレームの行動タイプとそれに至る背景 ……… 17
1) 粗暴型 ……… 17
2) 粘着型 ……… 18

3 ― 患者有害事象後のコミュニケーション ……… 19
1) それぞれの定義 ……… 19
2) 患者有害事象発生後の説明（報告）義務の範囲 ……… 22
3) 判例・裁判例紹介 ……… 25
4) コミュニケーションの要領 ……… 32
5) 苦情・クレーム対応の基本 ……… 35

4 ― 段階的な対応で職員を守る ……… 37
1) それぞれの定義 ……… 37
2) 暴言・暴力・ハラスメントによる医療機関職員の人権侵害の実態と患者・家族の法的責任 ……… 39
3) 段階的対応 ……… 42
4) 初期対応 ……… 45
5) 民事的な対応 ……… 48
6) 刑事的な対応 ……… 51

2章 暴言・暴力の予防と段階的対応

1 ― 設例から学ぶ ……… 54
1) 外来待合室での迷惑行為等 ……… 54
2) 外来待合室での暴力行為の仲裁に入った看護師に対する粗暴な言動等 ……… 57
3) 入院患者の家族による、看護方法に対する疑義訴えに伴う威圧的言動等 ……… 60

  4) 示談解決をめざす調停手続き係属中の
    医師および家族に対する脅迫的言動等 67
  5) 備品損壊（代理人名義の内容証明郵便にて損害賠償請求）............ 73
  6) 医師に対する殴打・足げり（警察への通報、被害届提出）............ 77

2 ― 民事的な対応 83
  1) ADR 83
  2) 民事調停 84
  3) 医療妨害禁止の仮処分 84
  4) 病院からの退院請求 85

3 ― 刑事的な対応 86
  1) 院内暴力は絶対に許されない 86
  2) 警察への相談 87
  3) 被害届 87
  4) 刑事告訴・刑事告発 88
  5) 刑事処罰の対象となる暴言・暴力の例 88

3章 ハラスメントの予防と段階的対応

1 ― ハラスメントの類型、程度とそれに至る背景 91
  1) セクシュアル・ハラスメントとは 92
  2) パワー・ハラスメントとは 94
  3) モラル・ハラスメントとは 98

2 ― セクシュアル・ハラスメント 100
  1) 予防法 101
  2) 初期対応 105
  3) 事例から見る段階的対応 106

3 ― パワー・ハラスメント 118
  1) 予防法 119
  2) 初期対応 120
  3) 事例から見る段階的対応 121

4 ― その他のハラスメントとモンスター・ペイシェント 123

5 — パワー・ハラスメントとモラル・ハラスメントの混合型 …… 126
- 1) A先生の希望 …… 129
- 2) 問題点 …… 129
- 3) 解決策 …… 129

4章　居座りの予防と段階的対応

1 — 居座りに至る背景 …… 138
- 1) 悪質な患者・家族への対応 …… 138
- 2) 入院期間短縮の要請 …… 138
- 3) 高齢者・要医療患者の増加と介護力の欠乏 …… 139
- 4) 悪質な居座りのケース（4章の対象） …… 139

2 — 居座りに関する前提知識①　入院を伴う診療契約の目的・内容・終了時期 …… 141
- 1) 入院を伴う診療契約 …… 141
- 2) 入院を伴う診療契約に関する裁判例 …… 143
- 3) 前提知識のまとめ …… 147

3 — 居座りに関する前提知識②　自力救済・自力執行の禁止 …… 147

4 — 居座りへの対応の基本方針 …… 149
- 1) 患者に害が生じないことが最優先 …… 149
- 2) 悪質な患者・家族を見わけて毅然と対応 …… 149
- 3) バランスのとれた対応が必要 …… 150

5 — 居座りの予防法と初期対応 …… 151
- 1) 予防法 …… 151
- 2) 初期対応 …… 154

6 — 段階的な対応で職員を守る …… 157
- 1) 初期対応（その他の迷惑行為） …… 157
- 2) 民事的な対応 …… 157
- 3) 刑事的な対応 …… 160

7 — 仮想事例から学ぶ …… 162

- 1) 受診開始から入院　162
- 2) 治療終了と退院拒否　163
- 3) 説得から退院命令、訴訟提起　163
- 4) 解決　164

5章　過剰な要求の予防と段階的対応

1 — 過剰な要求とは　165
- 1) 定義　165
- 2) 暴力・暴言との関係　166
- 3) 分類　167

2 — 過剰な要求に対する段階的対応と予防　168
- 1) 対応の基本　168
- 2) 一般的な対応の流れ・方法　169
- 3) 要求内容と理由の聴取・把握　169
- 4) 事実確認・調査　174
- 5) 対応の検討　174
- 6) 患者・家族への対応　174
- 7) 予防法　175

3 — 事例から学ぶ　180
- 1) 事例1　患者による過剰な移送介助要求等の問題行動　180
- 2) 事例2　家族による退院拒否・支払い拒否などの問題行動　183
- 3) 事例3　医療過誤があったと主張して患者がお金を要求した場合　193
- 4) 事例4　文書を出せという患者からの要求を受けいれた場合　195

おわりに

1 — 患者さんやご家族との良好な関係をめざして　198
2 — 職員を暴言・暴力から守る段階的対応　199
3 — 組織としてのあるべき姿勢と対応　199
4 — 最後に　200

1章 苦情・クレームの基礎と段階的対応

井上法律事務所所長　井上清成弁護士
いかり法律事務所　吉成紗恵弁護士

1 ― 苦情・クレームの発言タイプとそれに至る背景

1）苦情・クレームが生じる背景

　サービス業などを中心に、社会全体として苦情・クレームが増えており、行政や民間会社などでも苦情・クレーム対応は、関心の高い事項となっています。

　なかでも、医療は何かあるとすぐ非難される可能性があります。特に、患者・家族・遺族から発せられる「期待どおりではなかった」、「納得がいかない」、「真相が知りたい」という言葉はよく耳にすることでしょう。

　苦情・クレームのなかには、貴重な「意見」もある一方で、「安心・期待・納得」という言葉を振りかざして医師や看護師など医療者に対して過剰な要求をする患者・家族・遺族も急増しています。

　医療者が、意見と苦情・クレームを見きわめて対応していくことで、医療機関と患者との間の信頼関係を取りもどすことができ、ひいては医療全体の質が上がっていくことになると考えます。

　苦情・クレームに対してどのように対応するかを検討するにあたり、苦情・クレームが多発する事態に至った背景を頭に入れておくと、考え方のヒントになります。

　苦情・クレームが生じる背景には、大きく分けて社会的要因と法的要

因があります。

①社会的要因

　まず、社会的要因の一つとして、説明責任という考え方が社会的に浸透してきたことがあげられます。

　医療の分野でも、患者の自己決定権を実現するために、医療者が患者に対して、患者が十分に理解し判断できるような説明をなすことが求められるようになりました。医療は特に専門性が高く、医療者と患者との間の情報格差が大きい一方で、人々が日常的に接する極めて身近な分野です。そこで、説明責任を巡る苦情・クレームは、医療の分野が突出して目立つという事態に至っています。

　説明責任という考え方が浸透すること自体はよいことなのですが、医療の世界では負の面もあります。

　患者・家族・遺族が説明責任を求めた際、医療者はどの程度説明を尽くせばよいのか、どのように説明をすると伝わるのかなど、対応に戸惑うことがあります。

　また、後述しますが、医療者は無数の制約（公的保険の予算的制約、人手不足の人的制約、設備不足等の技術的制約など）を課せられたなかで仕事をしているため、患者・家族・遺族に説明責任を尽くすだけの十分なゆとりがないのも実情です。

　しかし、説明責任を求められた場合に落ちついて対応できないと、その戸惑った態度だけで、患者・家族・遺族に不必要な不信感がつのり、両者の関係はよりぎくしゃくするという悪循環に陥ってしまっているケースもよく見うけられます。

　次に、苦情・クレームが生じる根本的な社会的要因として、国民皆保険制度に伴うさまざまな制約があることがあげられます。

　医療過誤がメディアなどで大きく取りあげられるなか、患者の「安心・期待・納得」は、理念にとどまらず、医療者の法的責任を追及するための法律用語にまでなってきました。「安心の医療」、「患者の期待」に応える医療、「患者の納得」のいく医療を真に実現させるためには、

大いなるゆとりと手間が必要です。ところが、国民皆保険制度の下では、ある国民への「ゆとり」、「手間」は、他の国民への「しわ寄せ」、「負担転嫁」となることを免れません。

また、「ゆとり」、「手間」と「無駄」、「非効率」との境界は判然としません。

実は、「安心の医療」、「患者の期待」、「患者の納得」を十全たらしめるためには、市場原理に基づく完全な自由診療モデルにおいて、自由な診療契約の形式で、はじめて実現するものなのです。医療者と患者とが1対1で自由な条件取引をし、最終的には自由な診療報酬で診療契約を締結することが可能であるのが「安心・期待・納得」できる医療を受けるのに必要な前提条件なのです。

逆にいえば、国民皆保険制度の下では、「安心・期待・納得」を十全たらしめる考え方は、必ずしも現実的でないことも多いのです。そのため、現実と理想との間でギャップが生じ、クレームとなって噴出するのです。

その他の社会的要因としては、マスコミの医療過誤を巡る報道の仕方があります。過熱しかつ往々にして偏ったマスコミの報道のあり方によって、患者・家族・遺族は些細なことで医療機関に対する不信感を持つようになります。それにより、苦情・クレームが増加するのです。

②法的要因

法的要因としては、まず、医師に対して医師法第19条で応招義務[1]が課せられていることがあげられます。

医師法第19条第1項は「診療に従事する医師は、診療治療の求があった場合には、正当な事由がなければ、これを拒んではならない」と定めています。罰則は定められていませんが、行政処分の原因となりえたり、民事上の損害賠償請求や刑事上の業務上過失致死傷罪の一要素にも

---

[1] 医師法第19条　診療に従事する医師は、診察治療の求があった場合には、正当な事由がなければ、これを拒んではならない。
　　　　　　　2　診察若しくは検案をし、又は出産に立ち会った医師は、診断書若しくは検案書又は出生証明書若しくは死産証書の交付の求があった場合には、正当の事由がなければ、これを拒んではならない。

なりえるといわれています。

　また、診療治療を拒むことのできる「正当な事由」に関して、厚生省時代の古い通達は「医師の不在又は病気等により事実上診療が不可能な場合に限られる」と明言するなど（昭和30年8月12日医収第755号長野県衛生部長あて厚生省医務局医務課長回答）、極めて厳格に解釈しています。

　裁判上では、応招義務が問題にされた場合は、患者側の事情、当該地域の医療の事情、病院・医師側の事情など多面的な事情を総合考慮して判断されていますが、結論としては、強制的な意味での拒絶は難しいのが現状です。

　そこで、例えば患者家族から、医療水準を超えた濃厚な治療、治療終了後のさらなる診療の継続などを求められた場合に、病院が断ると、「診療を拒絶された。応招義務違反ではないのか」という苦情・クレームが提起されて、悩ましい問題に直面することとなります。応招義務の規定は、「正当な事由」の判断が厳格になされすぎているため、医療の実態とのあつれきが生じているのです。

　厚生労働省には、「正当な事由」について絞りこんだ網羅的な解釈を示すため、現状における解釈運用の指針としての通達を発することを望みます。

　法的要因としては、次に、不法行為の要件を巡る解釈が変遷し、行為規範化が進んできたこともあげられます。初期の頃、裁判所は医師の専門技術的裁量を尊重し、個別具体的な事情による利益衡量を行って、損害賠償責任が認められるかどうかの判断をしていました。

　しかし、この利益衡量的な判断手法は、平成7年の「姫路日赤未熟児網膜症事件」（最高裁平成7年6月9日判決・民集49巻6号1499ページ）判決以来、最高裁によって次々と覆されました。そして、現在では「行為規範化」が進み、医師に端的な行為義務を課しているかのような状況になってきました。

　行為規範化とは、わかりやすくいいますと、「これこれのマニュアルに沿った治療行為をしなさい」とか「これこれのマニュアルに反した治

療行為をしてはならない」として、医師の治療を行為義務化することです。「これこれのマニュアル」とは、具体的には、医薬品の添付文書、医学論文、学会発表、診療ガイドライン、実施要綱、医療機関自身の標榜・告知などがあげられます。

つまり、文書の単純明快な単なる一文がそのまま、医療過誤の有無の判断基準とされてしまい、病院の実態を踏まえない判決が増えてきたのです。これにより損賠賠償が認められやすくなり、患者側勝訴率が高くなりました。裁判所の発表によると、平成15年では患者側勝訴率は約40％でした（なお、平成27年には約20％とかなり下がっています）。

患者側が勝訴すると、それがマスコミにより報道されます。そして、報道を見た患者・家族・遺族が医療に対する不信感・不安感を持ち、苦情・クレームにつながりやすい土壌が形成されます。患者側勝訴などを通じて、個別事例から得られた教訓が医療全体にフィードバックされ改善されていくという面があることは否定できません。

また、これまでは何か問題が生じた場合に医療全体の再発防止につなげるシステムがなかったため、刑事手続きや民事手続きが利用されてきたという構造的欠陥もあります。

しかし、病院の実態を踏まえず、医師の専門技術的裁量を尊重しない司法判断がなされることや、偏った報道を通じていたずらに医療に対する不信不安があおられて不必要に苦情・クレームが増加することで、医療が萎縮していっているのも現実です。この点、今後は、平成27年10月1日から施行されている医療事故調査制度の活用が望まれます。

③小括

以上、社会的要因と法的要因について見てきました。確かに「安心の医療」、「患者の期待」に応える医療、「患者の納得」のいく医療が提供されることは理想です。それらを求めて、患者・家族・遺族が努力をして社会を動かしてきました。

しかしながら、他方で、医療者側は医療過誤があれば業務上過失致死傷罪の犯人にされかねず、不安ななかで萎縮した医療を施すようになっ

てきたのも事実です。

　そもそも医療とは、不確実で限界の多いものです。そのなかで医療者は、がんばって患者とともに苦しみ、喜びたいと仕事に励んでいるにもかかわらず、治癒して当然、治らなければ不信の目で見られ、時には非難されて責任追及されてしまいます。

　さらに、納得のいくまでゆとりを持って治療をしたいと思っても、「もうけすぎ」と批判されて医療費が抑制され、厚労省の厚生局からは「過剰診療だ」と指摘されます。

　このように、苦情・クレームの背景には、各医療機関だけでは解決しえない社会的・法的要因があるのです。とはいえ、いずれの要因も一朝一夕には解消されません。医療者は、公的医療の不均衡などを是認した上で、前向きに、医療の発展をめざし、苦情・クレームにも対応していく必要があります。

　では、医療機関に対する苦情・クレームに具体的にはどのように対応していくとよいのでしょうか。実は、苦情・クレームへの対応には、要領とコツがあります。

　まず、クレーム用語に複合的な意味を持つ不確定概念が使われていることを認識しておくことが必要です。

　以下では、代表的なクレーム用語である「納得できない！」、「真相を知りたい！」、「プロとしての責任をとれ！」という3つの発言タイプについて見ていきます。

2）苦情・クレームの発言タイプ

① 「納得できない！」極めて主観的

　「納得できない！」という言葉には、Ⓐ**理解できない（知的）**という意味で使われる場合と、Ⓑ**理解はできるが納得できない（心情的）**という意味で使われる場合があります。第1段階では、まずⒶとⒷいずれの意味であるかを把握することがポイントです。

Ⓐ 理解できない（知的）

　この意味で「納得できない！」といわれる背景には、先にも述べましたが、医療自体の複雑性、高度な専門性などがあります。

　この点、医療法第1条の4第2項は「医師、歯科医師、薬剤師、看護師その他の医療の担い手は、医療を提供するに当たり、適切な説明を行い、医療を受ける者の理解を得るよう努めなければならない」と定めています。詳しくは後の章に譲りますが、Ⓐ理解できない（知的）という意味で「納得できない！」といわれた場合は、その状況下で一般的に見てその患者や家族が理解しうるに足りる程度の説明が必要であり、かつ、それで足ります。人手不足など時間のないなかで説明のための時間を割くことになりますが、病院全体で事案によって優先順位をつけて丁寧に対応をしていくことが求められます。

Ⓑ 理解はできるが納得できない（心情的）

　この意味で「納得できない！」といわれる背景には、心情的要素が多く、医療者、医療機関ひいては医療に対する不信感が含まれている場合もあります。

　この場合、主観的な部分を観察し、切りわけて認識することが有益です。そうすることで、患者・家族・遺族の「期待に反した」、「納得がいかない」という発言に対しても窮せずに済みます。そして、心情的な部分については、メディエーションやADR（Alternative Dispute Resolution：裁判外紛争解決手続き）による解決も注目されます。

　メディエーションとは、「メディエーターが当事者間の対話を促進することを通して、認知の変容を促し、納得のいく創造的な合意と関係再構築を支援するしくみ」で、「院内で患者さんと医療者の対話促進・関係再構築を支援するモデル」です（日本医療メディエーター協会ホームページ参照　http://jahm.org/）。

②「真相を知りたい！」強い不信感

　患者・家族・遺族から「真相を知りたい！」などとして、真相解明、

真相究明、死因究明（本章ではこれらをまとめて「真相解明」といいます）を求められる場合があります。

「真相解明」という言葉は、もともとはいわゆる「事故隠し」（カルテ改ざんなどの証拠隠滅、死亡診断書などへの虚偽記載など）に対抗する用語として出てきたようです。

「真相解明」という用語は、多義的なため、患者や家族、遺族から「真相を知りたい！」などと突きつけられると、対応に窮しがちです。そこで、あらかじめどのような使われ方をするかを整理しておくとクレーム対応に役立ちます。

まず「真相解明」とは、本来、真理の探究という意味で、医学そのものです。医療の現場では、医療の質と安全ということに置きかえることができます。この意味での「真相解明」をすることは、それ自体重要な価値を持ち、医学の進歩、医療の質と安全の向上に直結し、再発防止にもつながりえます。

ところが、「真相解明」という言葉が医療事故の場面で転用される場合には、「事故隠し」を追及していくための道具立てとして使われることがあります。この意味で「真相解明」という言葉が使われた場合には、まずはカルテ等の全面開示や、事後の誠実な説明をすることになります。

また、「事故隠し」が「医療過誤」と結びつきがちであったためか、被害者意識を持った患者・家族・遺族が「真相解明」という言葉と、民事的・刑事的な責任追及とを誤用することもあります。例えば、「真相解明をして刑事や民事の責任を追及する」という言い方がなされます。

しかしながら、刑事責任および民事責任とは、そもそも「真相解明」ではありません。

刑事責任は、特定の個人または法人に対して刑罰という法律効果を発生させるために、犯罪構成要件という法律要件に該当する事実の存否を究明しようとして、刑事訴訟特有の手続きに乗せるものです。民事責任も、特定の個人または法人に対して損害賠償という法律効果を発生させるために、要件事実という法律要件に該当する事実の存否を確定しようとして、民事訴訟特有の手続きに乗せるものです。

そして刑事訴訟特有の手続きおよび民事訴訟特有の手続きは、粗っぽくいえば犯人探しの手続きという面を有し、本来的な真相を解明するための手続き構造を有していません。この意味での「真相解明」を求められた場合は、顧問弁護士や調停委員、裁判官などの第三者に解決を委ねるのが賢明です。

　さらに、近時では「真相解明」という言葉が医師への責任追及には直結しない意味での、無念の感情を納得して収束させるための言葉として使われることもあります。この意味で「真相解明」を求められた場合には、先出のメディエーションやADRによる解決が注目されつつあります。

③ 「プロとしての責任をとれ!」は極めて不確定

　かつて医療事故調査制度を創設したいと思っていた厚労省担当者のコメントで、「医療安全調査委員会設置法案大綱案への批判に『医療事故の調査と責任追及とは完全に切り離すべき』という意見があるが、それは、生理食塩水と間違えて消毒薬を静脈に注入したことが明らかになった場合でも、調査結果と責任追及は無関係だという主張にも聞こえる。医師や看護師は、プロとして実施した医療に対する責任から完全に逃れることはできない。プロとしての責任からいたずらに逃げようとすれば、医療界は社会からの信用を失ってしまうのではないか」というものがありました。これは、専門家の発言ではありますが、患者・家族・遺族からも同種の苦情・クレームがなされることがあります。

　しかし、「プロとしての責任」とは、道義的責任、職業人としての自律的責任、法的責任（刑事、行政、民事）など多様な責任を含む極めて不確定な言葉です。何をすれば責任をとったことになるのかは受けとめる人によって異なるところで、やはり対応に窮するところです。

　「プロとしての責任をとれ！」といったあいまいな要望があった場合は、まずは、カルテ等の全面開示や、事後の誠実な説明を尽くすことになりますが、それでも要望が止まらない場合は、顧問弁護士や調停委員、裁判官などの第三者に解決を委ねるほうがよいでしょう。

2 ── 苦情・クレームの行動タイプとそれに至る背景

❶では、発言タイプ別に苦情・クレームを解説しましたが、苦情・クレームは行動タイプ別にも分けることができます。

苦情・クレームの行動タイプは、大きく分けて2つあります。●窓口や待合室での脅迫・暴行をするタイプ（以下、粗暴型）と、●診察や手術等に関する質問・不満を長時間もしくは何度も訴えてくるタイプ（以下、粘着型）です。両者を兼ね備えた粗暴型かつ粘着型クレーマーには出会ったことがありません。

1） 粗暴型

粗暴型の苦情・クレームとは、窓口や待合室で、職員等に対する脅迫や暴行を伴うものです。大声で誹謗・中傷をする、居座りをするなどもこの型に含めてよいでしょう。

私立大学病院医療安全推進連絡会議が都内の私大病院を対象に実施したアンケート調査[2]では、全職員の44.3％（約1万人）が、過去1年以内になんらかの院内暴力を受けていたという結果が出ています。暴言は職員全体の41.5％、暴力は14.8％が経験していました。

病院側の発生要因としては「病院側の説明や確認不足」が最多で、次いで「待ち時間が長い」、「医療者の態度」があげられています。

また、全日本病院協会が2008年4月21日に発表した「院内暴力など院内リスク管理体制に関する医療機関実態調査」[3]によると、52.1％の病院が、過去1年間において職員に対する院内暴力（身体的暴力、精神的暴力、セクシュアル・ハラスメントなど）の事例を経験していると回答しています。

このように、粗暴型は、特定の病院・診療所に限らず、いまや医療界全体で生じている普遍的な苦情・クレームタイプです。

---

[2] 調査対象は都内私立大学附属病院本院11施設に勤務する全職員29,065名で、2011年12月1日から同月31日に質問紙を配布・回収し、有効回答22,738名が解析対象。

[3] 調査期間は2007年12月20日から2008年1月31日。調査対象は社団法人全日本病院協会全会員病院2,248病院で、うち1,106病院（49.2％）から回答を得たものです。

粗暴型の苦情・クレームの背景には、病気の苦しみに耐えかねた八つ当たりであることもありますが、近時問題となっている粗暴型は、単なる八つ当たりとは質が違うように思えます。

　一部の有識者は、粗暴型の苦情・クレームを予防するために「まず誠実な医療を行うのが大切だ」という人もいます。しかしながら、医療者が脅迫・暴行に我慢して耐える理由はありません。誠実な医療と脅迫暴行はまったく別物です。粗暴型の脅迫・暴行は、社会の最低限のルールにすら違反するものです。

　そこで、粗暴型の苦情・クレームがあった場合は、迷わずにまず顧問弁護士に一報を入れたあと、110番通報しましょう。

2) 粘着型

　粘着型の苦情・クレームとは、診察や手術等に関する質問・不満を長時間もしくは何度も訴えてくるタイプです。

　粘着型の苦情・クレームの背景には、明白な医療過誤型と明白な無過失型、過失無過失が不明確な型の3通りがあります。

　このうち、背景に明白な医療過誤がある場合は、患者・家族・遺族と早期に誠実に話しあって示談をすることが重要となります。患者・家族・遺族と話しあう際には賠償額が問題となってきますが、その問題を解決するためにもっとも必要なことは、保険会社を説得することです。医師であれば医師賠償保険に入っているので、保険会社と話がつけば、早期に示談金を支払うことができます。

　次に、明白な無過失型の場合は、単なるクレーマーです。いくら説明しても納得しない人というのは実在します。このタイプの場合は、当初は担当医や病院法務担当者が前面に立ってもよいのですが、しばらくしたら弁護士にすべて任せることがもっとも賢明です。

　最後に、過失無過失が不明確な事例を背景とする粘着型の苦情・クレームの場合は、ADRや民事調停を活用することをお薦めします。

井上法律事務所　加藤和子弁護士

3 ― 患者有害事象後のコミュニケーション

1）それぞれの定義

　この項では、患者有害事象後のコミュニケーションとして、患者有害事象発生後の説明（報告）義務の範囲を取りあつかいます。
　では、「患者有害事象」とは、「説明義務」とはなんでしょうか。

①患者有害事象

　有害事象とは、一般に、医療にかかわる場所で、医療の全過程において発生したすべての人身事故をさします。医療従事者の過誤、過失の有無を問いません。患者有害事象とは、そのうち患者に生じた人身事故をさします。

②説明義務（診療契約終了前）

　裁判所は、医師の説明義務を認めた判例で、その内容について、「医師は、患者の疾患の治療のために手術を実施するに当たっては、診療契約に基づき、特別の事情のない限り、患者に対し、**当該疾患の診断（病名と病状）、実施予定の手術の内容、手術に付随する危険性、他に選択可能な治療方法があれば、その内容と利害得失、予後などについて説明すべき義務**がある」と判示しています（25ページ①　最高裁平成13年11月27日判決・民集55巻2号328ページ）。
　裁判所が、こうした内容を説明すべきとしているのは、患者には、自分の受ける診療方法について、その内容、必要性および危険性などの情報を十分に与えられ、利害得失を理解した上で、これを受けるか否かを決定する自己決定権が保障されているからです。
　医療的侵襲を伴う治療行為が、傷害罪等を構成することなく違法性を阻却されるためには、「患者の承諾」という違法性阻却事由を要します。

自己決定権の保障は、この「患者の承諾」を意味のあるものとするために求められるのです。

裁判所は、説明義務の有無や程度について、「医療契約に基づく医師の患者に対する説明義務の内容は、**当該医療行為の種別・内容や、その必要性及びこれに伴う危険性の程度、緊急性の有無等によって異なるもの**であり、これらを総合勘案して説明義務の有無及びその程度を決定すべきものと解される」と判示しています（27ページ②　大阪高裁昭和61年7月16日判決・判タ624号202ページ）。

当該医療行為が、患者の生命・健康の保護・回復に不可欠な場合とそうではない場合で、説明義務の有無・程度が異なることが示されているのです。

医療機関は、以上に述べた説明義務を、患者有害事象発生後においても医療機関と患者との間で診療契約が継続する場合、患者に対して今後も診療を行うことを前提として、負います。

なお、①、②の判例および裁判例は、いずれも患者が医師に対し、自身のライフスタイルについて前もって伝えていましたが、医師が患者のライフスタイルにかかわる治療法に関する情報を提供しなかった事案であり、患者のライフスタイルによって、説明の範囲が拡大される傾向を示しています。これら判例および裁判例の詳細については、3）判例・裁判例紹介に譲ります。

③説明義務（診療契約終了後）

有害事象発生後、医療機関は、発生した状況についての説明義務を、患者あるいは遺族に対して負うことになります。

この説明義務は、患者が死亡あるいは転院・退院した等、医療機関と患者との間の診療契約が終了している場合であれば、準委任契約の受任者のてん末報告義務（民法第645条）あるいは、診療契約に付随する信義則上の義務とされます。

この義務の限界について、医療機関の遺族に対する死因の説明義務を認めた裁判例は、「当該説明が、患者に対する害意に基づいて、ことさ

らに患者の不安を煽る目的・態様で行われたり、また、患者の死因が医療機関側の不手際であるのに、その事実をことさらに隠蔽することによりその責任を免れる目的で、積極的に虚偽の説明をした上証拠を隠滅するなどし、その結果真相の究明が著しく困難となる」等を義務違反になる場合としてあげています。

そして、死因の隠ぺい目的等の事情により説明義務を怠ったものと評価される場合に、医療機関に不法行為が認められると述べ、当該事案においては義務違反を否定しました（28ページ③　さいたま地裁平成16年3月24日判決・判時1879号96ページ）。

また、説明の主体や時機等について、別の裁判例では、「その報告を誰が何時の時点でなすべきかは、当該過誤の内容、過誤の解明度、同過誤の報告をした際の患者ないし遺族への影響の有無、程度、担当医と患者ないし遺族とのそれまでの関係などを総合的に考慮した上、時機を失することなく速やかになされるべきとするのが相当である」と述べ、当時の具体的事情から義務違反はなかったと判断しました（29ページ④　京都地裁平成18年11月1日判決・LLI／DB判例秘書登載）。

裁判所が、患者に対する医療事故の調査・報告義務を認めた裁判例としては、「患者について医療事故が起こった場合、委任者である患者に対し、医療事故の原因を調査し、報告する義務」があるとした上で、患者の年齢（6歳）を考慮して、報告の相手方は患者の父母とした事案があります（31ページ⑤　京都地裁平成17年7月12日判決・判時1907号112ページ）。

この事案で、裁判所は、医療事故後間もなく、医療機関が誤投与の事実を認識していたと推認されると述べました。

それにもかかわらず、保健所への報告や、医師会宛ての医療事故報告書、原告患者および原告両親に対する説明、および原告父に対する書面において、誤投与の記載・説明がなく、医療事故から約2年10ヵ月経過してはじめて、誤投与を認めるに至ったことを指摘し、裁判所は、事故原因の調査・報告義務違反を認めました。

以上の③、④および⑤の裁判例を見ると、裁判所が、患者有害事象が

あった場合の医療機関の患者あるいは遺族への説明義務を認めているのは間違いありません。

ですが、その内容、方法や時期等については、弾力的に判断する傾向があります。メルクマールとなる判断ポイントは、隠ぺいの意図など責任を免れる目的の有無であると考えられます。これら裁判例の詳細については、3）判例・裁判例紹介に譲ります。

なお、転院・退院によって医療機関と患者との間の診療契約が終了する時に医療機関が負う義務はこれだけではありません。このほか、重要なものには、患者の適切な療養による健康回復と保健の向上を目的とする療養指導上の説明義務（医師法第23条）があります。

2）患者有害事象発生後の説明（報告）義務の範囲

①一般的な義務

患者有害事象が生じた場合、患者あるいは家族に対し、有害事象発生の基本的な経緯や現在の状況等について、一般的に理解しうるに足りる程度の説明をすることが、一般的な説明義務の内容となります。

ただし、患者有害事象が生じた直後においては、医療機関職員は、まだ詳細なことまで把握しきれていないことがあり、関係者のなかでの認識も必ずしも一致していないこともあります。

ですから、説明すべき内容は、間違いのない確定的な情報にとどめ、憶測にわたる内容は避けることが重要です。

その後、経過や原因等が判明した場合には、これらについて、患者あるいは家族に対し、一般的に理解しうるに足りる程度の説明をする必要があります。

　【例】A病院の入院患者Bさんの容態が急変したため、近在のC大学病院に搬送したところ、翌日に患者Bさんが死亡あるいは重篤な後遺症が生じたとします。

　この時点で、A病院に明白な医療過誤が認められる場合、A病院は、

速やかに過誤の事実を説明して患者Bさんあるいは遺族に対し謝罪する必要があります。

しかし、この時点ではまだ、搬送先であるC大学病院からの情報も十分ではなく、急変や死亡等の原因は明白でない場合もあります。そのようななかで、A病院が、あえて当院に原因がある場合であると仮定して、そのパターンについて患者Bさんあるいは家族に説明することは、無用の誤認・誤解を招き、かえって相互のためになりません。

Bさんの家族に対しては連絡がつき次第、搬送の経緯につき説明を行う必要がありますが、この際は、カルテに記載のある明白な事実経過を端的に述べることが適切です。

A病院の職員は、あとから振りかえってみれば思いつくような「ああすべきだった」というような説明をすべきではなく、実際に行った対処と、事態に直面していた当時、その対処が適切と考えた理由を、その時認識していた事実を基に説明しましょう。それが、必要十分な対処です。

また、その後、Bさんの家族から説明を求められたとします。その時、搬送先のC大学病院からの情報も入り、A病院が院内で検討した結果、過誤はないという結論に達していた場合には、現時点における認識下における状況の説明をし、A病院の結論を伝えるべきですし、それは、患者Bさんの家族に理解・納得してもらうためにも有効です。

②特別な義務

医療機関が、一般的に理解しうるに足りる程度と考える説明を行っても、患者あるいは家族によっては、説明の理解が困難であり、すんなりと飲みこめないため、医療機関に対し、さらに説明を求める場合があります。

このような場合、患者あるいは家族の個性・理解力を考慮し、一般的な場合よりも丁寧に、平易な言葉を使うことを意識して説明することが必要です。その時生じている事象とは離れた、基本的な質問にも応対することになります。

これは通常、一般的な説明義務を超えますが、さまざまな患者を受けいれなければならない医療機関の性質上、医師は、説明を聞いた患者や家族の質問等からうかがわれる、理解に必要と思われる程度の説明は行わなければならず、特別な義務と考えられます。

もう一つの例をあげてみましょう。

【例】A病院の入院患者Bさんを搬送した先のC大学病院にて、患者Bさんが死亡あるいは重篤な後遺症を生じました。A病院は、すでに転院時に経緯を説明しており、また、その後、院内で検討した結果、過誤はないという結論に達していたのでその点も説明しています。

ですが、Bさんの家族から、再度、状況の説明を求められたとします。

前回の説明でも、よく理解していない様子があったので、A病院の職員は、表現や見方を変えるなどの工夫をしながら、Bさんの家族の質問にもわかりやすく、丁寧に答えるなどし、Bさんの家族に理解しうる程度の説明をした場合には、特別な義務は果たされたものといえます。

③努力目標

医療機関が、一般的に理解しうるに足りる程度の説明をしたにもかかわらず、患者あるいは家族が、感情的な反発や不満などがあり、納得できないために、何度も説明を求める場合があります。

その時の患者あるいは家族からの個々の質問に応じ、医療機関が、その患者あるいは家族の納得を得られるまでの説明を行わなければならない義務まではありません。

一般的に理解しうるに足りる程度の説明を行えば、医療機関の一般的な説明義務は果たされているのであり、その説明を受けた患者あるいは家族が、わかったが納得できないとしてした質問に医療機関が応じなかったとしても、説明義務違反にはなりません。

したがって、一般的に理解しうるに足りる程度の説明を行った医療機

関職員が、患者ないし家族の納得が得られるような説明をすることは義務ではなく、努力目標の範疇となります。

とはいえ、説明義務がない場合であれば、そのようなたび重なる説明の要求に応じるべきでない、というわけではありません。

医療過誤とまではいかないレベルであっても、医療従事者の側にも不手際があったのではないかと疑われる場合、患者あるいは家族へのこれまでの説明に誤りや誤解を招く表現があった場合等は、医療機関が上記要求に応じることが適切な対応となる場合もあります。

【例】A病院の入院患者Bさんを搬送した先のC大学病院にて、患者Bさんが死亡あるいは重篤な後遺症を生じました。A病院は、転院時に事態について説明し、その後、過誤はないという結論に達したという院内の検討結果についても説明しました。

ですが、患者Bさんの家族は、A病院の説明に不満を述べ、納得のいく説明を求めて繰りかえしA病院に説明を求めたとします。

A病院が、このような要求に応じ、患者Bさんの家族の納得を得るべく行う説明は、診療契約に基づく説明義務の範疇を超え、無理のない範囲での努力目標ということになります。

患者Bさんの家族が、A病院に対し、しつように説明を求めつづけた場合は、過剰な要求の問題になると思われます。

3) 判例・裁判例紹介

①最高裁平成13年11月27日判決・民集55巻2号328ページ

事案：乳がんの治療のため、乳房の膨らみをすべてとる胸筋温存乳房切除術を受けた原告患者が、被告医師に対し、腫瘍とその周囲の乳房の一部のみをとる乳房温存療法について、手術の前に説明を受けなかったことを説明義務違反として訴えたところ、かかる義務違反が認められ、請求が認容された事案です。

手術前の説明は、患者が自分の受ける診療方法について、その内容、

必要性および危険性などの情報を十分に与えられ、利害得失を理解した上で、これを受けるか否かを決定するために行われます。

そこで、当時としては未確立な療法とされていた乳房温存療法についてまで、選択可能なほかの療法として被告医師は説明する義務があるのか、あるとしてどの程度まで説明することが要求されるのかが問題となりました。

判断：裁判所は、被告医師が開業医ではあるものの乳がんの専門医であったこと、1例ながら乳房温存療法を実施した経験があること、乳房温存療法について相当数の実施例があって、同療法を実施した医師の間では積極的な評価もされていること、被告医師が原告患者に乳房温存療法の適応可能性があることおよび本件手術当時、乳房温存療法を実施していた医療機関を知っていたこと、原告患者が乳房を残すことに強い関心を有することが表明されている手紙を被告医師に渡していたことなどを考慮して、被告医師には原告患者の乳がんについて「乳房切除術を受けるか、あるいは乳房温存療法を実施している他の医療機関において同療法を受ける可能性を探るか、そのいずれの途を選ぶかについて熟慮し判断する機会を与えるべき義務」があったと判断しました。

この判例からわかること：医療機関が行う手術のなかには、患者の容姿や生活習慣等、ライフスタイルに大きな影響を与えることになるものがあります。

当該患者が、手術によってライフスタイルに変化が生じることに対し否定的な意思・感情を表明している時、担当医師はこれを考慮して、診療情報を提供するべきである、と裁判所が考えていることがこの判例からわかります。

したがって、こうした手術を行う場合、患者のライフスタイルにより影響を与えずに済むような代替的な手術・治療がないか、あるとすれば、その手術・治療を現実に当該患者が受けるために、当該医療機関の知っている範囲で提供できる情報がないか、慎重に判断する必要があります。

②大阪高裁昭和61年7月16日判決・判タ624号202ページ

事案：原告患者が第4子を懐胎した際、夫婦で相談し、これ以上は子をもうけないために、出産後に避妊手術を受けることとし、被告医師より卵管結紮手術を受けましたが、以降も原告患者は妊娠し、出産・中絶しました。

そこで原告患者が、被告医師に対し、手術前に術後妊娠の可能性を説明しなかったことを義務違反として訴えたところ、かかる義務違反が認められ、請求が認容された事案です。

判断：裁判所は、本件手術について、健康上の支障があるためではなく生活設計のため、避妊という目的に必要な限度で行われる医療行為であることを指摘したうえで、「患者が本件手術を希望した場合には、専門家である医師としては、患者に対し、現在のところ100パーセント完全な避妊方法はないこと、本件手術のほかにも避妊方法はありうること及び本件手術と他の避妊方法との利害得失等を充分説明し、患者がこれらを考慮したうえ、なお本件手術の実施を求めるか否かを決定できるようにする義務が存すると解するのが相当である。

特に、本件のように分娩後間がない時期に本件手術を実施するときは、手術後再妊娠する可能性がより高まるのであるから、医師が、本件手術によってもなお妊娠する可能性があり、しかも分娩直後の手術ではその可能性はさらに高まることを充分に説明しないまま本件手術を実施したときは、右義務に違反したものとして、これにより患者が被つた損害を賠償する義務がある」と判示し、特別な事情がないのに、原告患者が再妊娠の可能性の高まる分娩直後に避妊手術を受けた等の事情から、説明がなかったと認定して義務違反を認めました。

この判例からわかること：患者が求める手術が、必ずしも患者の健康上の問題の解決のためではなく、ライフスタイルの選択のために行われるものである場合があります。

このような場合、患者の健康の回復のために手術を行わざるを得ない

場合に比べ、患者には手術を受けるか受けないかについて選択の余地があります。

　医療機関は、患者が手術を受けないと判断しうる情報があればそれも患者に提供し、患者がその情報も考慮した上で、手術を受けるか否かを判断できるようにするべきである、というのが、この裁判例からわかる裁判所の考え方です。

　したがって、こうした健康の支障を解決するために必要不可欠ではない手術を行う場合、患者には手術を受けないという選択ができる情報がないか慎重に検討し、あるならば手術前にその情報を患者に提供する必要があります。

③さいたま地裁平成16年3月24日判決・判時1879号96ページ

事案：悪性腫瘍である滑膜肉腫の治療を受けていた患者が、週1回投与すべき抗がん剤を7日間連続で過剰に投与されたことによる多臓器不全で死亡しました。

　そこで、原告患者遺族が、被告医療機関および被告医師らに対し、誤った治療計画を立案・実行した等の各過失を主張するとともに、被告医師が、患者の病状および死因につき虚偽の事実を述べ、あるいは虚偽の死亡診断書を作成するなどして、患者の病状および死亡が医療過誤によるものである事実をことさらに隠ぺいしようとした説明義務違反があったとして訴えたところ、裁判所が、前者の各過失を認め、後者の説明義務違反を否定した事案です。

判断：裁判所は、遺族に対する医療機関の説明義務を、診療契約の信義則上の付随義務として認めた上で、「当該説明が、患者に対する害意に基づいて、ことさらに患者の不安を煽る目的・態様で行われたり、また、患者の死因が医療機関側の不手際であるのに、その事実をことさらに隠蔽することによりその責任を免れる目的で、積極的に虚偽の説明をした上証拠を隠滅するなどし、その結果真相の究明が著しく困難となる」等の事情がある場合に説明義務違反と評価されるとしました。

本件においては、裁判所は、当初、死因について不適切な説明があったが、それは、被告医師が「本件医療過誤の大きさに驚くあまり、冷静な判断力を失っていたことによるものであり、積極的に医療過誤を隠蔽する意図に基づいて行ったものではない」と判断し、また、他被告らが、「直ちに行動を起こし、原告らに対して真の死因に関する具体的な説明を行った結果、短時間のうちに原告らの誤解は解消されている」と述べ、また被告医療機関の方針として、すみやかに家族に説明するとの方針が決まり、被告医師らに指示されていたこともあわせて考慮し、被告らの説明義務違反を否定しました。

この判例からわかること：ある患者に医療過誤が生じた時、当該患者にかかわりの深い医療機関職員ほど動揺していますし、患者やその家族も感情的に非常に不安定な状態です。このような状況から、事態が生じた直後、医療機関の説明が不十分であったり、不適切な内容になってしまう場合があります。
　このような場合、裁判所が、これだけの事情から医療機関に説明義務違反があったとは認定しないことが、この裁判例からわかります。
　医療機関が、医療過誤の発生を認識してから、その医療機関としてどういう決定をし、決定に基づいてどのような行動を起こしたか、結果として適切十分な説明は行われたのか、その一連の経緯から見て、医療機関に隠ぺいの意図があったと認められるかが、問題となります。
　したがって、医療過誤が起こった場合、誰に事態を報告し、どのように医療機関としての方針を決定するか、あらかじめ医療機関内で検討し、決定しておくことが重要です。

④京都地裁平成18年11月1日判決・LLI／DB判例秘書登載
事案：被告看護師が、患者の使用する人工呼吸器の加湿に用いるため、滅菌精製水と間違えて、容器が類似している消毒用エタノールタンクを病室に持ちこみ、その後同患者を担当した被告看護師らもその取りちがえに気づかずに丸2日以上にわたり消毒用エタノールを患者に吸引させ、

アルコール中毒によって死亡させました。

そこで、原告患者遺族が、被告医療機関と被告看護師らの過失を主張するとともに、被告医師らを始めとする被告病院による組織ぐるみの事故隠ぺい行為があったことを主張したところ、前者は認められ、後者が否定された事案です。

判断：裁判所は、医療機関の遺族への報告義務を認めながら、「その報告を誰が何時の時点でなすべきかは、当該過誤の内容、過誤の解明度、同過誤の報告をした際の患者ないし遺族への影響の有無、程度、担当医と患者ないし遺族とのそれまでの関係などを総合的に考慮したうえ、時機を失することなく速やかになされるべき」と判示し、被告らが、事故についてある程度解明されてから原告らに報告しようと思ったことに一応の合理性を認め、大きな悲しみに打ちひしがれている原告遺族らに声をかけづらかったという状況、事故の翌日昼頃には本件事故を報告しようとして原告遺族らに連絡をとっていること、事故発覚から原告らへの報告までの時間が約2日間にとどまること等を考慮し、ことさら事実を隠ぺいする意図があったとは認めず、被告医療機関の説明義務違反を否定しました。

この判例からわかること：医療機関内で医療過誤が生じた場合に、すぐに十分適切な説明を行うことが困難であること、裁判所もそれを認めていることは、上にあげた裁判例のとおりです。

問題となるのは、医療過誤が判明してから、どのような検討や行動があったあとに、患者あるいは遺族に対する説明がなされたかです。

拙速に患者あるいは遺族に対し説明を行うことで、誤解・誤認を招き、後に紛争となることを避けるためには、院内での適切な検討を経なければなりませんが、事実を隠ぺいする意図が認められるような経緯となってはなりません。

患者あるいは遺族に対し、適切十分な説明を行うために、時間稼ぎや事実隠ぺい等を図っていると認められないような方法で、医療機関内で

⑤京都地裁平成17年7月12日判決・判時1907号112ページ

事案：じんましんの治療を受けた原告患者が、被告准看護師によって、被告医師の指示した塩化カルシウム注射液ではなく塩化カリウム液を静脈注射されたことにより急性心肺停止による低酸素脳症を発症して後遺障害を負いました。

そこで、原告患者および原告両親が、被告医師と被告准看護師の過失を主張するとともに、被告医療機関の医療事故の原因を調査・報告する義務違反を主張して訴えたところ、前者も後者も認められた事案です。

判断：裁判所は、医療機関および医師に対し、「診療契約上の債務ないしこれに付随する債務として、患者の治療に支障が生じる場合を除き、委任者である患者に対し、診療の内容、経過及び結果を報告する義務があるといえ、このことから、委任者である患者について医療事故が起こった場合、委任者である患者に対し、医療事故の原因を調査し、報告する義務がある」として、患者に対する調査・報告義務を認めた上で、当該事案においては、「本件医療事故当時の年齢（6歳）に照らせば、被告医療機関が上記報告等をする相手方は、実際上、原告患者の法定代理人である原告父及び原告母ということになる」と判断し、医療事故後間もなく、医療機関が誤投与の事実を認識していたと推認できるにもかかわらず、保健所への報告や、医師会医療事故担当係宛ての医療事故報告書、原告患者および両親に対する説明、原告父に対する書面において、誤投与の記載・説明がなかったことを、「本件医療事故の事故原因の説明・報告としては誠意あるものとは到底いえない」とし、医療事故から約2年10カ月が経過してはじめて誤投与を認めるに至ったことも加味して、事故原因の調査・報告義務違反を認定しました。

この判例からわかること：医療機関内で医療過誤が生じた場合、適切に報告がされないことで、医療機関が認識しないままになってしまうこと、

あるいは実態と異なったレベルの過誤と判断される場合があります。

　医療機関職員の行った過誤の責任は、当該職員だけなく、医療機関も負う責任です。適切な報告がなされなかったとしても、知らなかった、把握していなかった、という言いのがれはできません。

　医療過誤があったにもかかわらず、医療過誤がなかったことを前提として外部に対し行動を起こした場合、裁判所が、説明義務違反を認定することがこの裁判例からはわかります。

　したがって、医療過誤があった場合、すみやかに適切な院内の機関に報告がなされ、医療機関として、医療過誤があったことを前提とする決定・対処ができるような組織づくりを行う必要があります。

4）コミュニケーションの要領

山崎祥光弁護士

①有害事象後の難しさ

　有害事象後のコミュニケーションの難しさは、患者や家族が突然の出来事で混乱するとともに、身体的にも精神的にも苦痛を受けていることにあります。医療の不確実性についての社会的な理解がいまだ十分とはいえない現状では、医療の結果有害事象が起きた場合、患者や家族にとっては、「医療に問題があったのではないか」という疑念が生じていることもままあります。

　このような平常心ではない患者・家族が、医療者を心から信用できないと感じている状況でのコミュニケーションは誤解を生みやすく、非常に難易度が高いものです。

　このような場面では、もともと患者・家族とよくコミュニケーションをとっていて信頼関係が築けている職員が対応するのがベストです。逆に、救急外来などではそのような信頼関係がある人が誰一人いない状況でトラブルが起きたりしますので、かけ違えたボタンを直すことができず、些細なことから大きなトラブルに発展しかねません（その場合はベテラン職員を中心に対応しましょう）。

後遺症が残るような重大な有害事象が生じた場合には、職員も動揺してしまいがちですが、一般には経験豊富なベテランのほうがそういう場面でも落ちついて対応することができるでしょう。有害事象のレベル、患者・家族がどの程度感情的になっているかといった状況を見ながら、対応者を決めるといいでしょう。

　また、患者・家族と職員の間にも「相性」のようなものがあり、うまく信頼関係を築きやすい組み合わせ、どうも行き違ってしまう組み合わせがあるように感じます。窓口となる職員がうまくコミュニケーションがとれない場合には、他の職員と交代したり、サポートに入ったりという対応を考えましょう。

　有害事象後のコミュニケーションのポイントは、まずはすばやく初期対応をすること、正確に話をすることが重要ではないかと考えます。誤解されがちですが、聞かれたことにすぐにその場で回答する必要はなく、質問や要望を踏まえ、きちんと確認・判断した上で正確な回答をすることが信頼関係を保つことにつながります。よく確認せずにその場で無理して答え、あとで間違いだったと訂正するようなことになれば、もはや患者・家族の不信感は払拭できないレベルになってしまいます。

　有害事象の状況や患者・家族の状況も千差万別ですので、よく状況を見ながら対応するしかありません。経験を積み、相手の状況をよく見ながら対応しましょう。

②謝罪について

　患者のつらい状況を見て「思わず謝罪する」、「自然に謝罪の言葉が出る」、「謝罪したい」という医療者も多くおられると思われます。

　その一方で、「謝罪すれば責任を認めたことになる」との話を聞かれた方もおられるかもしれません。実は法律上は、謝罪にも種類があり「責任承認」と「共感表明」と分類され、前者は責任を認める趣旨のもの、後者はそうではなく共感や申し訳なさを示すものとされています。

　そして、過去の裁判例を分析したところ、幸いにして少なくとも日本の裁判例では謝罪を取りあげたものは多くなく、かつ裁判所は謝罪イコ

ール責任承認とは考えておらず、医学的に過失があるかどうかを丁寧に検討しているものがほとんどで、謝罪があっても過失を否定したものも複数存在します。

　また、裁判所は過失がある場合には謝罪をするのが当然だと考えているようで、謝罪があれば慰謝料を減額し、逆に謝罪がなければ慰謝料を増額するという考慮もしているようです[4]。

　また、医療訴訟を通じて見ていると、裁判官は「謝罪したかどうか」ではなく、「どのような事実を認めて（説明して）謝罪したのか」という「事実の自白」や、謝罪して補償を申しでたなどの事情を重視していると感じています。謝罪の際に行った説明の中身が過失を認める内容のものだったり、賠償の提案などを同時にしたりしている場合には、「過失・責任があることを認めていた」との「自白」と捉えられるリスクが高まります。

　有害事象後に少なくとも共感表明をすることは医療者として自然な感情だと考えますが、医療従事者が考えている内容がそのとおり患者に伝わるわけではないことに注意が必要です。有害事象を被って精神的にもつらい患者は、「謝罪」を受けると、「医師が（病院が）責任を認めたんだ」、「やっぱりミスがあったんだ」と誤ったメッセージを受けとりかねません。特に医療従事者は過失があるとは思っていない、もしくは過失があるかどうかわからない、というケースで結果に対して謝罪するのであれば注意が必要です。

　実際に、おむつ交換時に寝たきり高齢患者の大腿骨が骨折し、担当看護師が涙ながらに謝罪したところ、その後訴訟で「謝罪したんだから過誤を認めたのだ」と患者側から主張されたケースも残念ながら存在します（裁判所は責任を認める趣旨の謝罪ではないと判断しています）。

　このようなデリケートなケースでは、「有害事象が起きたことにつき謝罪した」などのように、「結果に対して謝罪した」ことがわかる形で記録を残し、過失はなかったと考えているのであれば、その点も同時に明確に残しておきましょう。

　謝罪は、非常に高度なコミュニケーションの場面です。ある医療従事

[4] 山崎祥光：謝罪が訴訟に及ぼす影響．医療安全．13．p.102-107．2007．

者・患者の組み合わせでは受けいれられた言葉が、別の医療従事者・患者の組み合わせでは同じ言葉を発しているのに患者が逆上することもあります。それまでの人間関係や、話の脈絡、表情やしぐさなどの言語以外の表現などによっても左右されるものだと考えられます。ベテランのやり方を見て参考にしながら、自分のキャラクターやスタイルに合わせて説明の仕方、謝罪の仕方を探っていくとよいでしょう。

5）苦情・クレーム対応の基本

井上法律事務所　小野英明弁護士

　患者およびその家族から診療にかかる苦情・クレームが寄せられた際は、苦情・クレーム内容を正確に把握し、要望・質問については事実関係を確認した上で対応ないし回答することが重要です。

　特に患者有害事象の発生後は、提供された診療に対して患者側が強い不信感をいだいている場合も多く、苦情・クレームの内容も厳しくなることが予想されます。

　医療機関やその職員に対する責任追及も想定される状況での苦情・クレーム対応について、留意すべき要点を見ていきましょう。

①患者側の要望・質問の聞きとり

　診療にかかる苦情・クレームに適切に対応するには、まず、その具体的な内容を正確に把握しなければなりません。

　患者側の苦情・クレームを正確に把握するためには、患者側・医療機関側の双方ができる限り冷静に話し、聞くことのできる環境を調整することが重要です。

　患者・家族との面談は、院内の応接室や会議室で行うようにしましょう（相手の自宅等、院外への呼びだしには応じない）。

　患者側との対応にあたる担当者は、その後の事実確認や医療機関としての見解・対応方針の決定の過程にも関与する人のなかから複数（話を

する人・記録する人の2、3名程度）を選び、単独での対応は避けてください。

面談では、まず相手方の話を傾聴することに徹し、患者・家族からの●具体的な診療上の過誤の指摘、謝罪の要求、●疑義・不審の表明、●繰りかえしの質問などの意思表明、●キーパーソン、について記録をとりながら把握することが肝要です。

相手方の要望・質問が多岐にわたる時は、面談の最後に項目立てをして確認するなど、正確に整理するよう気をつけてください。

面談の際、相手方の求めに応じて安易な約束をすることは厳に控えてください（例えば、業務上過失致死傷罪の疑いでの刑事事件化が想定される事案で、被疑者となりうる職員との直接の面談実現を求められても絶対に約束しない等）。

要望・質問については、基本的には引きとって検討することとし、その場での即答は避けるのが面談の要領です。

面談後はすみやかに患者側から聞きとった内容を整理した書面を作成し、医療機関としての見解や対応方針の決定に関与する職員や対応について相談する顧問弁護士へ正確に伝えることも大切です。

②診療経過の検証

患者有害事象発生後に患者側から苦情・クレームを受けた時は、病院長・事務長に報告を上げ、当該患者の診療を担当した医師のほか、顧問弁護士にも必ず連絡して、病院長・事務長・医療安全担当・担当医師・顧問弁護士等により対応チームをつくり、各々の役割を分担しつつチームとして対応にあたることをお勧めします。

対応チームにおいて、患者・家族からの指摘・訴えなどを正確に把握した上で、診療記録や担当医師・看護師等、関係者からの聞きとり（直接責任を問われる可能性がある担当者の説明には十分耳を傾け、決めつけをしないことに留意する必要があります）の結果等に基づいて、診療経過を検証し、問題点を抽出、検討しましょう。

③医療機関としての見解の整理、対応方針の決定

　診療経過を検討した上で、●患者・家族から受けた指摘、疑義や問題点、●診療上の過失の有無、●因果関係の有無などについて、医療機関としての見解を整理し、対応方針を決定してください。

④患者側への説明と対応

　医療機関としての見解に基づき患者側の質問に対して回答し、要望には対応方針に従って対応することとなります。

4 ― 段階的な対応で職員を守る

山崎祥光弁護士

1）それぞれの定義

①暴言

　暴言については、明確な定義はありません。侮辱罪（刑法第231条）や名誉毀損罪（刑法第230条）が参考になりますが、侮辱罪は事実を摘示しないで公然と人を侮辱することで、侮辱とは「他人の人格を蔑視する価値判断を表示すること」です。名誉毀損罪は、公然と事実を摘示して人の名誉を毀損したことで、名誉の毀損とは「社会的評価を害する恐れのある状態を生じさせたこと」をさします。

　【例】患者や家族が医療機関職員に「ばかやろう」、「役立たず」などということは侮辱罪での侮辱になりますし、他の人もいる場で「医療ミスだ」、「下手くそ」などというのは仮に事実だとしても、名誉毀損罪での名誉の毀損にあたる発言です。

　感じ方は人それぞれですし、言い方や頻度、他の行為によっても意味合いが異なってきます。

　ひとまず、「医療機関職員が苦痛・不快を感じる発言」を暴言として捉え、職員が受けるダメージと内容に応じて対応を検討するとよい

でしょう。

②暴力

暴行罪（刑法第208条）では、「人の身体に対する直接・間接の有形力の行使」が暴行だとされています。

【例】殴る、ける、凶器を使っての攻撃などはもちろんですが、突きとばす、押しのける、胸ぐらをつかむ、服をつかんで引っぱるなどの行為も暴行罪の暴行にあたります。

暴行罪が成立するか否かを問わず、「医療機関職員が身の危険を感じる行為」を暴行として捉えて対応するとよいでしょう。

③ハラスメント

セクシュアル・ハラスメントが代表的なものです。セクシュアル・ハラスメントについては男女雇用機会均等法（雇用の分野における男女の均等な機会及び待遇の確保等に関する法律）第11条第1項に規定があり、「労働者の意に反する性的な言動」への規制がされています。

男女雇用機会均等法を受けた厚労省の指針「事業主が職場における性的な言動に起因する問題に関して雇用管理上講ずべき措置についての指針」（平成18年厚生労働省告示第615号）では、性的な言動とは、性的な内容の発言（性的な事実関係の質問、性的なうわさの流布など）、性的な言動（性的な関係を強要すること、必要なく身体へ接触すること、わいせつ図画を配布掲示することなど）が含まれています。

【例】性的な事実関係の質問、性的なうわさの流布、性的な冗談やからかい、食事やデートへのしつような誘い、個人的な性的体験を話すこと、性的な関係を強要すること、必要なく身体へ接触すること、わいせつ図画を配布掲示することもセクシュアル・ハラスメントにあたります。あってはなりませんが強制わいせつ（無理矢理抱きついてキスする、スカートのなかに手を入れて触るなど）や強姦も当然ハラス

メントに該当します。

この点も暴言と重なりますが、「（特に性的に）医療機関職員が苦痛・不快を感じる発言」をハラスメントとして捉えるとよいでしょう。

2） 暴言・暴力・ハラスメントによる医療機関職員の人権侵害の実態と患者・家族の法的責任

①患者・家族による暴言・暴力・ハラスメントと医療機関職員が受けるダメージ

残念ながら、一部の患者・家族の行動には逸脱したものがあり、そのなかには暴言や暴力・ハラスメントといったものがあります。これにより職員が精神的・肉体的にダメージを受けてしまいます。

私立大学病院医療安全推進連絡会議が2011年に行った調査によれば、都内の大学病院では過去1年間で暴言・暴力・セクハラなど、なんらかの院内暴力を経験した職員が44.3％と半数近くにのぼり、残念ながら患者・家族による暴言・暴力・ハラスメントが誰でも経験しうる頻度で起きていることがわかります。

このような暴言・暴力・セクハラを受けた結果、職員の3.7％が「退職したいと思った」と感じ、0.2％は「死にたかった」と感じるなど、非常に大きなダメージを負ってしまう人もおられ、暴言・暴力・セクハラについて、職員の実に86.3％がなんらかの不安を感じているとの結果が出ています。

我々が医療機関からご相談を受けるなかでも、患者・家族からの暴言・暴力・ハラスメントに対する悩みはかなりの頻度です。多くの医療機関では、ごく一部の患者・家族が暴言・暴力・ハラスメント行動を繰りかえすことに医療機関職員が疲弊し、受容的な対応を続けても暴言・暴力・ハラスメントがおさまるどころかエスカレートしてしまい、医療機関の業務に支障をきたす、医療機関職員がもう辞めてしまいたいと考えるまでに追いつめられるといったことが少なからずあります。

②医療機関職員の人権を守り、患者が安心して医療・看護を受けられる環境をつくる

　看護師を始め大多数の医療機関職員は、患者・家族のことをいちばんに考えて働いておられ、自分たち自身の権利や利益は後回しにしているように思われます。しかし、自分たち自身の権利や利益を後回しにするからといって、患者や家族から権利を侵害されてよいいわれはありません。

　例えば、刑法などの刑罰法規は、他人の権利侵害のなかでも悪質なものを集めて類型化し、「刑罰」という非常に強い害悪によって制限するものです。また、民事においても、暴言や暴力・ハラスメントはいずれも権利侵害として、不法行為に基づく損害賠償請求の対象になります。

　また、後述のように、患者・家族の権利は、けっして医療機関職員の権利に一方的に優越するものではなく、権利の内容に応じ、社会常識の範囲で行使しなければなりません。

　このように医療機関職員自身の権利も保護されなければならず、医療機関職員が患者・家族から肉体的・精神的なダメージを負うことは法律上も許されるものではありません。このようなストレス下に置かれた医療機関職員は不安のなかで仕事をすることになり、医療・看護の質も下がってしまうでしょう。大多数の患者が安心して医療・看護を受けられるためにも、医療機関職員自身が安心して働けることが必要です。

　医療機関職員が安心して働けるようにするために重要なのは、組織が職員個人を守る姿勢を打ちだすことです。暴言や暴力・ハラスメントにさらされた医療機関職員個人に対応を押しつけるのではなく、医療機関職員、患者・家族の双方に向けて医療機関職員を組織全体で守る、ルール違反には組織として毅然と対応するというメッセージを発することが必須です。

③理由があっても許されない権利侵害

　暴言・暴力・ハラスメントを受けた場合に、医療機関職員は、「医療側にも原因があった」と捉えることが多いようです。確かに、突きつめ

れば「医療側の原因」というのもゼロではないのかもしれません（なお、ハラスメントには通常、医療側の原因はないでしょう）。

医療機関職員のなかには、患者・家族には権利があるのではないか、例えば医療・看護を受けて有害事象が生じた場合、特に医療・看護にエラーがあった場合には、「医療側に落ち度があるから仕方がない」、「患者には権利があるのだから我慢しなければならない」と考える人もおられるようですが、それは違います。いかなる理由があれ、社会のルールとして暴言や暴力・ハラスメントが許されないことはいうまでもなく、社会通念を逸脱した権利行使は違法です。

法律的に、仮に正当な権利を行使するためであっても、他人の権利を侵害してよいわけではありません。正当な権利として債権取立てを行ったものの、その行使方法が逸脱したもので恐喝罪（刑法第249条第1項）に該当するかどうかが問題となった事件で、最高裁は「権利行使の方法として社会通念上一般に任用すべきものと認められる程度を逸脱した恐喝手段である」として恐喝罪の成立を認めました（最高裁昭和30年10月14日判決・刑集9巻11号2173ページ）。

つまり、権利の行使も「社会通念上相当な方法」でなさねばならず、権利の内容と権利行使の方法が社会常識から見てバランスのとれたものでなければなりません。このようなバランスのとれない言動は、たとえ患者・家族のものであるとしても法的に許されません。

④善悪を判断する能力があるかどうかに注意

患者・家族が暴言・暴力・ハラスメントを行った場合に、毅然とした対応をとることが必要になりますが、その前に一つ注意すべきことがあります。それは、問題行動をとった人（おもに患者）に善悪を理解する能力があるか、という点です。

例えば、意識障害のある患者が暴れた場合、せん妄で正常な認識ができない状態の患者が暴れた場合など、患者に注意することで状態が改善できるでしょうか。言動の責任を問うには、その前提として、自分が何をしているか認識できていること、自分の行動のよしあしが判断できる

ことが必要です。

　刑事・民事いずれでも、法的責任を問うためには責任能力が必要であるとされ、およそ12歳程度の理解能力があることが必要だとされています。暴言・暴力・ハラスメントを行う患者の認識能力・判断能力に疑問がある場合には、この12歳程度を参考に判断してください。

　認知症、精神疾患、薬物の影響、頭蓋内腫瘍、脳血管障害、せん妄など、患者はさまざまな理由で認知能力が落ちている場合があります。暴言・暴力・ハラスメントをする人が、自分の行動を認識できているか、自分の行動のよしあしを判断できる最低限の能力があるか、確認することが必要です。判断に迷うケースでは、複数の医療機関職員で、場合によってはもっとも専門性の高い精神科医師の判断を踏まえるべきでしょう。

　なお、社会のルールを守る意識が欠如して、「自分のしていることは悪いことではない」と誤って思いこんでいる場合は法的責任を負います（例えば、自分はお金に困っているのだから医療費は払わない、こんなにつらい治療に耐えているのだから暴力を振るって何が悪い、など）。

3）段階的対応

①段階的な対応・チームでの対応の必要性

　暴言・暴力・ハラスメントの問題は、ごく一部の逸脱した行動をとる患者・家族のために医療機関職員が疲弊してしまい、他の患者・家族が迷惑を被るという特殊な状況がポイントです。

　その上、逸脱行動をとるごく一部の患者・家族は、受容的な対応をしても状況が改善せず、むしろ暴言・暴力・ハラスメントがエスカレートすることも少なくありません。また、このような逸脱行動をする患者への対応は難しく、経験の多さもさることながら、人同士の「相性」のようなものもあり、対応スキルの高いベテランを中心に複数人で対応する必要があります。

　トラブルに対しては、職員のチームで組織的に対応する必要がありま

すが、特に暴言・暴力・ハラスメントへの対応、逸脱行動の著しい患者・家族への対応の場合には、チームでの対応、組織的な対応が必須です。

すべての患者・家族にベテランが対応することは不可能ですので、暴言・暴力・ハラスメントの状況・レベルに応じて、段階的な対応をすることが必要になります。

また、患者・家族が暴言・暴力・ハラスメントといった逸脱行動をとるからといって、医療機関が直ちに強い手段をとれるわけではありません。医療機関としては、まずは口頭での注意・説得などソフトな手段を試み、それで改善しない場合に、段階的によりハードな手段をとるのが原則です（イエローカード2枚でレッドカード退場、という手続きを思い浮かべてみてください）。

②原則は通常どおり受容的に。例外はルール違反について厳しく対応

医療機関職員のなかでも看護師は、患者や家族に対して受容的に対応する姿勢が身についているのではないでしょうか。医療機関を外来受診している患者、入院している患者、訪問看護を受けている患者、いずれも疾病のためにつらい状況にあることは間違いなく、大多数の患者に対しては受容的な対応が適切です。

しかし、患者・家族のルール違反については、「それはそれとして」毅然と対応する必要があります。これには以下のような目的があります。
- ルールを守る患者・家族と職員を大事にし、ルール違反には毅然と対応する組織の姿勢を打ちだす。
- ルール違反に気づいていない可能性もあることから、ルール違反をしている患者・家族に自覚と自制を促す。
- ごく一部の強く逸脱した患者・家族に対しては、最終的に強い手段に移行しうることも見越して、まずはソフトな手段をとっておき、それにより改善を促す。

繰りかえしになりますが、患者が疾病で苦しい状況にあるからといってルール違反は許されません。「悪いことは悪いこと」と切りわけ、疾

病に対しては医療・看護をきちんと提供し、ルール違反はルール違反として毅然と対応することが重要です。

現実問題としても、受容的な対応をしても、コミュニケーションのかけ違いなどから残念ながら事態が悪化してしまうこともあります。そして、ごく一部の悪質な患者・家族については、受容的な対応をしても効果がないどころか暴言・暴力・ハラスメントなどの逸脱行動がエスカレートしてしまいます。弁護士がトラブルに対応するなかでも、このようなごく一部の悪質な患者・家族については、「ルール違反は許さず、厳しく対応する」、「組織としてほかの患者と職員を守る」という姿勢を示す以外に打開策がないというのが実感です。

③必要な医療・看護は原則として提供しなければならない

患者にとって必要な医療・看護の提供は、人道的な意味からも、医師法上の応招義務（医師法第19条第1項）からも、よほど逸脱した患者でない限りは提供する必要があります。

ただし、医療・看護の必要性と緊急性の高さと患者・家族のルール違反の度合いによって、医療・看護提供をするべきかどうかは異なります。

例えば、医療・看護を提供しなければ生命にかかわるという状況であれば、大声を出す患者に対しても医療・看護の提供は必要ですが、急を要さない病状で他の医療機関も受診できる状態であれば、ルール違反をやめなければ医療・看護を提供しないという対応も可能です。

医療・看護は患者・家族と医療機関職員の間の信頼関係の上に成り立っており、患者・家族にも治療に協力する義務があります。患者・家族が暴言・暴力・ハラスメントなどを繰りかえす場合には、医療機関職員と患者・家族間の信頼関係が崩れてしまい、安全に医療・看護を提供することが難しくなってしまいます。

このことから、医療・看護を拒絶するわけではないですが、信頼関係を自ら壊してしまった患者・家族に対しては、信頼関係が築けるほかの医療機関の受診を勧めることが可能です。

4）初期対応

①初期対応のゴール

　初期対応では、その場でトラブルを解決する必要はありません。医療機関職員はトラブル対応のプロではありませんので、最小限の目標を定めて対応することが重要です。

　具体的には以下のようなゴールを定めて対応してください。質問や確認をされた場合も、正確な回答が必要ですので、きっちりと確認してからあとで回答すればよく、その場で回答する必要はありません。

　特に対応者が新人など、患者・家族対応の経験が少ない場合には、目標を最小限に限定したほうがよいでしょう。

- まずは話を聞く。
- 患者・家族の要望・要求が何であるかを聞きとる。
- 患者とともに医療機関職員（対応者自身を含めて）の身の危険を回避する。
- どの対応レベルが必要か、可能な範囲で見きわめる。

②対応レベル

　大まかに分けて以下のような対応レベルが考えられます。状況に応じて使いわけましょう。

　対応レベルは状況の変化に応じて、また対応した結果に応じて変更していくとよいでしょう。下のレベルの対応で難しい、事態が改善しないとなった場合には上の段階に移行していきます。救急でのトリアージ、1～3次救急での役割分担を思い浮かべていただくとわかりやすいかと思います。

- 通常対応（レベル緑）：基本的には、患者・家族と接触した人、要望や要求を受けた人自身が対応者で、1人で対応します。新人など経験が少ない職員が対応する場合は、ベテランがサポートにつくことも考慮しましょう。
- 慎重対応（レベル黄）：トラブル対応を含めて経験豊富なベテランを

含めた複数職員で対応します。必要に応じて病棟全体でサポートする体制をとりましょう。

●**非常対応（レベル赤）**：職員には必ずベテランを含め、警備なども含めた複数人で対応します。必要に応じ弁護士や警察も利用します。凶器を持っている、大声を出しておさまらない、暴れているなど「他の患者や職員が危害を被る恐れ」がある状況、「他の患者や職員が著しい迷惑を被る場合」にこのような対応が必要となります。

③対応レベルの見わけ方

　対応レベルの見きわめは、感覚的なところもありますが、メルクマールをあげておきます。結局のところ、「他の患者・家族、職員に危険をおよぼしたり、迷惑がかかったりしているか」、「患者・家族の行動が置かれた状況との関係で行きすぎていないか」がポイントです。客観的に判断するには、以下の要素を考慮しましょう。

●**患者・家族が迷惑行為をしているか。しているのは誰か**

　つらい状況にある本人、近しい親族ならば感情的になるのもわかりますが、それほど親しくない友人や、普段交流のない親族が迷惑行為をすることは社会常識からしても不自然です。

●**迷惑行為の強さ・頻度はどのくらいか**

　患者・家族の置かれた状況とバランスがとれているか。社会常識の範囲かが問題です。どのあたりが「社会常識の範囲」かは、人によって、職種によっても捉え方が違うところですので、社会常識の範囲におさまっているかどうかは、複数の職員で意見交換したほうがよいでしょう。

　また、迷惑行為を行う状態とそうでない状態を周期的に繰りかえす患者・家族もおられますが、いかに反省した素振りがあっても、客観的に迷惑行為が繰りかえされる場合には上の対応レベルをとるべきです。

●**ほかの患者・医療機関職員が受けている肉体的・精神的ダメージの程度**

　迷惑行為は繰りかえしになることも多く、かつ、特に精神的なダメージの受け方は人それぞれです。医療機関職員がこの患者のところにはい

きたくない、担当を外れたい、と言いだす状況は対応レベルを上げるべき徴候です。

●**当該患者・家族とコミュニケーションがとれる職員がいるか**

信頼関係が築けるのがベストですが、最低限窓口になれる職員、コミュニケーションがとれる職員がいることは非常に重要です。人間同士相性がありますが、何人かの職員が交代して対応しても誰もうまくコミュニケーションがとれない場合、トラブルが拡大してしまうケースが多いのが実情です。コミュニケーションがうまくとれない場合、対応レベルを上げる必要があります。

●**状況を支配・コントロールしているのは当該患者・家族と医療機関職員のどちらか**

判断に迷う場合には、状況をコントロールしているのはどちらかを考えてみられるとよいでしょう。患者・家族の側が状況を支配している、医療機関職員の側が振りまわされている、という状態であれば対応レベルを上げるべきです。

④**暴言・暴力・ハラスメントと対応レベル**

暴力は、どのような状況であれ許されるものではありません。暴力を振るう、または暴力を振るう素振りをする場合は、非常対応（レベル赤）のレベルで対応したほうがよいでしょう。ほかの患者や医療機関職員がけがをしてからでは取りかえしがつきません。

木刀、刃物、銃器（モデルガンなども）のような凶器を医療機関に持参する、特にほかの人から見えるように持つことはそれだけで社会常識の範囲を逸脱しています。いきなり非常対応（レベル赤）で対応しましょう。

暴言は、内容と頻度、声の大きさなどによって異なります。大声を出してほかの患者・家族に迷惑がおよぶ場合は慎重対応（レベル黄）以上の対応が必要になるでしょう。ほかの患者・家族への迷惑にはおよばない場合、担当する医療機関職員が負う精神的なストレスの状況、暴言の内容や頻度に応じて対応を決めましょう。

ハラスメントは、内容によって異なりますが、暴力と同様、身体的な被害を負ってからでは取りかえしがつきません。付きまとい行為（特に院外でのプライベートな状況で）や、身体的な接触を伴うハラスメントについては、非常対応（レベル赤）レベルで対応すべきでしょう。それ以外の場合では、担当する医療機関職員が負う精神的なストレスの状況、ハラスメントの内容や頻度に応じて対応を決めましょう。

5） 民事的な対応

① 使えるツールの種類

民事的な対応としては、いくつかのツールがありますが、医療機関での職員による交渉も、もちろん大事な手段の一つです。ただ、医療現場で暴言・暴力・ハラスメントに対応しつづけることは、職員が消耗してしまいかねません。このため、暴言・暴力・ハラスメントなどに対しては、現場対応で状態が改善しない場合、もしくは緊急対応（レベル赤）にあたる場合などは、より強い対応が必要となります。

しかし、強い対応をする場合には、患者・家族の権利を制限することにもなります。このような効果の強い対応をする場合には、法的な根拠に基づき、法律が求める手続きにのっとることが必須です。

ただ、法的な手続きは、通常かなりの時間（数カ月から年単位）がかかります。仮処分はその例外で、比較的短期間に結論が出ます。

② 任意交渉

任意交渉は、さまざまなレベルで可能です。より強い手段としては、交渉の窓口をステップアップすることができます。より上の立場の職員が対応窓口になる、弁護士に依頼し、弁護士が交渉の窓口になることができます。

弁護士が窓口になることのメリットの一つは、紛争の場を医療現場から切りはなし、組織外に窓口を移すことです。これによって医療機関職員の負担を減らすことができます。

弁護士が窓口になること自体でトラブルの抑制になるケースもありますが、患者・家族のキャラクター、それまでの患者・家族と医療機関職員の信頼関係、コミュニケーションの状況によって異なります。

任意交渉では、あくまでも「任意」の話しあいですから、患者・家族と医療機関のお互いの合意がなければ、効果は生じません。その一方で、患者・家族と医療機関の間で、柔軟に対応できる特徴があります。

③民事調停・ADR

民事調停は、裁判所を利用しての話しあいの手続きで、民事調停法が根拠です。民事紛争が生じた時には、当事者は裁判所に調停の申立てをすることができます（民事調停法第2条）。

民事調停は裁判官、民事調停委員で構成された調停委員会が調停します（民事調停法第5条第1項、第8条など）。民事調停は実質的には民事調停委員2名が担当して進めることが多く、委員は弁護士と一般国民の組み合わせなど、事案に応じた委員が担当します。あくまでも話しあいの手続きですので、双方の当事者が合意して調停が成立しない限り効力は生じませんが、話しあいの場を裁判所に移すことができること、この手続きでは当事者以外の中立公平な立場の第三者がいて、話しあいを進めるサポートをしてくれることがメリットです。

暴言・暴力・ハラスメントなどの迷惑行為を行う患者・家族に対しては、医療機関から診療関係調整調停を申し立て、裁判所の場で中立公平な第三者を介して話しあうことも選択肢です。

当事者間ではコミュニケーションがうまくとれない場合、特に患者・家族の主張や要望、要求が医療機関側の考えとはかけ離れ、誠実に対応しているにもかかわらず事態が改善しない場合に利用を検討しましょう。

患者が通院したり入院したりしている場合には、医療・看護は通常どおり医療機関で提供し、医療・看護にかかわる説明についても医療機関で通常どおり行い、調停の場では紛争に関する話しあいだけを切りわけて行います。

なお、ADR（裁判外紛争解決手続き）は、民事訴訟以外で紛争を解

決する手続きで、民事調停なども含まれますが、裁判所以外の団体も独自のADRを提供しています。

④仮処分（迷惑行為禁止、病室明渡しなど）

　患者・家族に対して迷惑行為を禁止したり、病室の明渡しを求めたりする場合、最終的には民事訴訟で解決する必要があります。特に病室の明渡しについては、医療機関の職員自身が患者の荷物を運びだしたり、患者を無理矢理連れだしたりした場合には、「自力執行」として違法ですので、けっしてやってはいけません。

　しかし、民事訴訟は証拠を集めての書面作成から始まり、最終的に判決が確定するには年単位の時間が必要になります。これでは、判決が出た頃には取りかえしがつかないという事態にもなりかねません。このような事態を避けるため、暫定的に権利を保全するのが民事保全の制度で、そのなかの「仮の地位を定める仮処分」（民事保全法第23条第2項）が役に立ちます。

　病棟での大声、暴言、暴力行為、ハラスメントなどを繰りかえす場合には、「迷惑行為禁止の仮処分」を行うことも選択肢で、「〇〇に対して〜という行為を禁止する」などの裁判所の判断を得ることができます。また、入院の必要性がないにもかかわらず居座る患者に対しては「病室明渡しの仮処分」が選択肢です。

　この仮処分は、比較的短期間で裁判所判断を得ることができ、かつ疎明という比較的緩やかな証明方法で足りるメリットがありますが、保全しなければならない権利があることだけではなく、前提として「保全の必要性」があること、すなわち、いますぐに仮処分を得なければ回復困難な損害が生じることが必要です。

　なお、過去の裁判例でも、治療行為に必要な範囲を超えて医療従事者に面談を求めることの禁止、指定場所以外での喫煙の禁止、建物内での携帯電話の使用の禁止、敷地内で大声を出すことの禁止、病室の明渡しなどについて、仮処分を認めた事例があります（東京地裁昭和44年2月20日判決・判時556号74ページ、岐阜地裁平成20年4月10日判決・

事件番号平成18年ワ第238号および平成19年ワ第264号に関する事案など)。

⑤民事訴訟

　民事訴訟は、民事訴訟法に基づき訴訟提起を行います。病室の明渡しを求める、迷惑行為の禁止を求める、損害賠償の支払いを求めるなどさまざまな請求が可能です。請求を認容する判決が確定すれば、その判決文を基に強制執行をすることも可能です(病室からの強制的な退去や、不動産、預金の差し押さえなど)。

　ただし、解決が得られない場合には最終的には判決を得ることが必要になり、前述のように通常年単位の時間が必要となりますが、民事訴訟を起こすほど覚悟を決めた医療機関側の姿勢を示し、早期の紛争解決を図ることにつなげるということも現実的な目的といえます。

6) 刑事的な対応

①使えるツールの種類

　医療機関にとって刑事的な対応というと、検察や警察から捜査協力依頼があったり、医療での有害事象が起きた場合や患者が医療機関で死亡した場合に医療機関職員を被疑者として捜査に乗りこんできたりと、あまりよい印象はないかもしれません。

　しかし、警察は逮捕や取り調べ、捜索、差し押さえなどの強制捜査の選択肢を持ち、暴力に対しても訓練を受け、武器を携行しており、強いプレッシャーを与えることができる機関です。

　特に強い逸脱を行う患者・家族に対しては、暴力などの事案を扱い慣れていること、逮捕や取り調べもできる権限があることから、うまく警察の力を借りることが重要です。

　なお、現行犯の場合には誰でも現行犯逮捕できますが、軽い刑罰の罪の場合は現行犯逮捕できない、逮捕したら直ちに検察官らに引き渡さなければならないなど手続き面の難しさがあり、慣れない人が逮捕をする

とトラブルになる可能性が高いことから、やはり警察官らに委ねるべきでしょう。

　厳密に犯罪が成立するかどうかはさておき、警察が介入することは暴言・暴力・ハラスメントなどの迷惑行為を行う患者・家族に対して、「ルール違反は許さず毅然と対応する」という医療機関の姿勢を示すことになります。

　使えるツールとしては、警察相談と出動要請が比較的簡易なもので、より踏みこんだ手段として刑事告訴・告発があります。

②警察相談

　最寄りの警察署に相談し、特に暴力やハラスメントでほかの患者や医療機関職員に身の危険が生じるリスクがある場合には、何かあったらすぐに警察官に出動要請ができる状況をつくっておくことが重要です。

　それまでの経緯から、凶器を持参したり他人に危害を加えたりするリスクが高い場合には、前もって警察官に臨場しておいてもらうことも選択肢です。

　医療機関職員が傷害を負った場合などは、被害届を出すこともあります。なお、被害届は次項の正式な告訴・告発とは異なり、単に被害を受けた、という事実を報告するものです。

③刑事告訴・告発

　犯罪の被害を受けた人は、刑事訴訟法に基づき、捜査機関に対して犯人の処罰を求めることができ、これを告訴といいます（刑事訴訟法第230条）。強制わいせつ、強姦など犯罪の種類によっては被害者の告訴がなければ処罰することができません（刑法第180条第1項）。

　告訴をするのは被害者ですので、被害を受けた医療機関職員個人が行うことになります。他方で、医療機関が犯人の処罰を求める場合は、医療機関自身は被害者ではありませんので、告発をすることになります（名誉毀損などは法人も被害者になりえます）。

　実務上は、警察・検察はあまり告訴状を受理したがりません。何度も

警察に相談に行き、強くお願いしてはじめて受理される、というケースも少なくありません。

また、最終的に告訴を受けたとしても、公訴提起するか、不起訴にするかといった処分を決めるのは検察官の専権ですので（刑事訴訟法第248条）、告訴・告発をしたからといって必ずしも犯人が刑事責任を追及されるわけではありません。

また、告訴・告発を行った場合には、被害者自身も警察・検察で事情を聴かれるなど、精神的なものも含めて負担があります。患者・家族の暴言・暴力・ハラスメントなどの迷惑行為の程度によって、また医療機関職員自身が負った被害によって、どこまで厳しく責任追及をしたいか判断されるとよいでしょう。

2章 暴言・暴力の予防と段階的対応

井上法律事務所　小野英明弁護士
藤井輝弁護士

1 ― 設例から学ぶ

1）外来待合室での迷惑行為等

【設例1】
8月○日
　患者Aは、予約をせずに飲酒の上来院し、外来待合室にて待ち時間が長いと大声で騒ぎ、携帯電話の使用が禁止されているにもかかわらず、外来待合室において携帯電話を使用し大声で話していた。
　看護師や事務員が上記につき注意をすると、大声で暴言を吐き、事務カウンターに置いてあった物を事務員に対して投げつけた。
10月○日
　患者Aは、予約をせずに飲酒の上来院し、外来待合室にて待っている際に、携帯電話の使用が禁止されているにもかかわらず、携帯電話を使用して大声で話し、「殺すぞ」などの言葉を発し、他の患者に恐怖心を与えた。
　看護師が注意をしてもやめようとしなかった。
　その後も、待ち時間が長いなどと大声で騒ぎ、看護師が注意すると、外来待合室の椅子に横になり、暴言を吐くなどした。

　設例のような事案に直面した時、いかなる対応を考えるでしょうか。自分の診察の順番がくるのを待つ患者やその付き添いのなかには、不

快・苦痛に感じつつも、迷惑行為を行う者との言いあらそいなどに巻きこまれることを恐れ、黙って我慢する人もいると思われます。

しかし、医療機関の職員が、自分の勤務先で設例のような状況に直面すれば、まずは迷惑行為をやめるように注意して、他の患者が苦痛・不快を感じることのないようにしよう、診療のために静穏な環境を保持しようと考えるに違いありません。

職員が躊躇することなくそのような注意を行えるようにするための準備には、どのようなことがあるかを見ていきましょう。

①施設管理権

医療機関は、医師・看護師・患者のほか多くの関係者が利用し、出入りする施設です。医療機関を利用し、そこに出入りするすべての人々の利害を調整しなければならない場面では、医療機関が有する施設管理権に基づいて対応を考えるという視点が重要になってきます。

設例の「待ち時間が長い」などと大声で騒ぐ行為や、外来待合室での使用が禁止されている携帯電話を使用し大声で話す行為は、いずれも待合室で診察の順番を待っているほかの患者やその付き添い、病院職員等に対する迷惑行為にあたります。

医療機関は、施設管理権に基づいて施設内における上記のような迷惑行為や逸脱した言動を行うことを禁止することができます。

②院内規則の制定と来訪者への提示

医療機関における迷惑行為や逸脱した言動への対応を考える際に、鍵となるのが院内規則の活用です。

「病院内での迷惑行為・暴言・暴力に関する施設管理規則」といった特別の院内規則を制定しておくとよいでしょう。

院内規則においては、迷惑行為・暴言・暴力の具体例をいくつかあげた上で（例示列挙）、それらに類する行為を禁止する旨、規則違反の行為には合理的な対応を行う旨を定めておくこと、さらに包括的、一般的な条項を置くことをお勧めします。

制定した院内規則は、例えば、医療機関の入口や受付窓口、外来待合室、入院病棟に掲示ないし備置する、医療機関のホームページに掲出するといった形で医療機関の来訪者が閲覧できるようにしておきましょう。このように院内規則を制定・提示しておくことで、医療機関の利用者・来訪者に迷惑行為等を行うことのないように、あらかじめ注意喚起することができますし（迷惑行為等の予防）、実際に迷惑行為等が行われた際、職員は、躊躇することなく同規則に基づいて合理的な対応をとることができるようになります。

③迷惑行為、逸脱した言動および暴言・暴力への段階的対応

　医療機関における暴言・暴力事案の相談を受けてきた経験からすると、なんの前触れもなく突然に暴言・暴力が行われる事案は少数で、他人の迷惑を顧みない言動が繰りかえし行われるうち徐々に逸脱の程度を増していき、最終的に警察対応を要する暴言・暴力につながっていく事案が多いように思われます。

　暴言・暴力から職員を守るためには、迷惑行為や逸脱した言動、さらには暴言・暴力を行おうとする者が出ないようにすることが大切です。上記のように、院内規則を制定・提示することも迷惑行為等の予防策の一つですが、暴言・暴力が行われた場合に毅然と対応する旨を来訪者にあらかじめ告知しておくことも有用です。

　例えば、「施設利用者等の暴言・暴力によって、当院の業務に支障をきたすと判断した際は、○○警察署に通報して出動を要請いたします」という掲示をしておくと、来訪者に暴言・暴力が行われた場合の具体的対応を想起させることとなり、一定の抑止効果が期待できます。

　迷惑行為や逸脱した言動が行われた場合は、きちんと注意してください。特に粗暴な傾向が認められる時には、できる限り複数の職員で対応することをお勧めします。警備員がいる場合は、警備員とともに対応するのも有用です。

　実際に行われた迷惑行為や逸脱した言動の具体的な内容と注意については、後の対応で必要となることがあるので必ず記録しておきましょう。

事案によっては、行為者に同様の迷惑行為を行わないこと等を約束する書面（資料1参照）を作成してもらうのもよいでしょう。

　暴力が行われた時は、躊躇せず110番通報により警察出動を要請し、毅然と対応することが、職員を守るために重要です。暴力事案については毅然とした対応を徹底し、実績を公表することが、同様の事案の再発防止策にもなります。

2）外来待合室での暴力行為の仲裁に入った看護師に対する粗暴な言動等

【設例2】
　A病院外来待合室において、患者Bが他の患者と大声で言いあらいをしながら胸ぐらをつかむなどしたいさかいを起こした。
　その際、仲裁に入った看護師Cに対し、患者Bが、腕を払いのける、怒鳴るなどの言動を行ったため、看護師Cは、精神的ショックを受け、動悸や不安発作が出現する「心的外傷後ストレス障害（PTSD）」の状態に陥り、勤務を休まざるを得ないなど業務に支障をきたす結果となった。
　看護師Cは、その後もなお、外来受診する患者Bの姿を見るだけで上記症状を呈する状態にあり、引きつづき通院加療中である。

　外来待合室で患者が大声で言いあらいをしながら胸ぐらをつかんでいさかいを始めた状況からすると、とっさにその仲裁に入った看護師の対応はやむを得ないものだったと解されます。ただ、興奮した当事者から暴言・暴力の対象とされてしまうリスクを回避するために、できる限り他の職員の応援を要請し、多人数で対応にあたることが望ましい場面ではありそうです。
　患者同士の暴行行為を止めるため懸命に対応した職員が、いさかいの当事者から粗暴な言動を受けたことによってPTSDの状態に陥り、当該患者の姿を見るだけで症状を呈する状態が続いているというのですから、

資料1　念書

念　書

○○病院　病院長　○○○○　殿

迷惑行為
平成○○年○月○○日
　予約をせずに飲酒の上来院し、外来待合室にて待ち時間が長いと大声で騒いだ。
　携帯電話の使用が禁止されているにもかかわらず、外来待合室で携帯電話で大声で話していた。
　看護師や事務員が上記につき注意をすると、大声で暴言を吐き、事務カウンターに置いてあった物を事務員に対して投げつけた。
平成○○年○○月○○日
　予約をせずに飲酒の上来院し、外来待合室にて待っている際に、携帯電話の使用が禁止されているにもかかわらず、携帯電話で大声で話し、「殺すぞ」などの言葉を発し、他の患者に恐怖心を与えた。
　看護師が注意をしてもやめようとしなかった。
　その後も大声で待ち時間が長いなどと騒ぎ、看護師が注意すると、外来待合室の椅子に横になり、暴言を吐くなどしたため、警察を呼ぶ事態となった。

　私は、上記迷惑行為を行ったことにつき謝罪申し上げるとともに、二度と貴院および貴院の職員に迷惑をかけないことを誓います。
　今後は飲酒をした上で、貴院に来院することは致しません。
　万一、私が上記と同様の行為を行った際は、警察へ被害届を出していただいて構いません。
　また、今度、貴院および貴院の職員に迷惑をかけた場合、以降は二度と貴院に来院致しませんし、診療を求めることも致しません。

平成　　　年　　　月　　　日

医療機関は（事業者として職場における労働者の安全と健康を確保するとともに、快適な職場環境の形成を促進するという観点からも）可能な限りその不安を和らげる対応を講じなければならないでしょう。

一方、患者が引きつづき当該医療機関で診療を受けることを希望した場合は、いわゆる応招義務（診療義務）との関係で診療の提供を継続せざるを得ないのではないかという問題もあり、設例のような事案の対応について相談を受けることがあります。

①応招義務（診療義務）

医師法第19条第1項：「診療に従事する医師は、診察治療の求があった場合には、正当な事由がなければ、これを拒んではならない」

上記規定から、医師には応招義務（診療義務）が課されていると解されています。

医師法には、同法第19条第1項違反にかかる罰則規定はありません。しかしながら、同条項違反は行政処分の原因となりうること、民事上の損害賠償請求や刑事上の業務上過失致死傷罪の一要素ともなりうるといわれていることから、重要な法的問題と位置づけられています。

「正当な事由」があれば、診察治療の求めに応じなくとも応招義務（診療義務）違反とはならないことになりますが、昭和30年8月12日付厚生省通知は、「正当な事由のある場合とは、医師の不在又は病気等により事実上診療が不可能な場合に限られる」としており、現在もその解釈が通用しています。

また、昭和49年4月16日付厚生省通知は、「症状が重篤である等直ちに必要な応急の措置を施さねば患者の生命、身体に重大な影響が及ぶおそれがある場合においては、医師は診療に応ずる義務がある」としています。

訴訟において応招義務（診療義務）が問題とされた場合、裁判所は諸事情を総合考慮した判断を示しています。通常いわれる諸事情とは、患者側の事情、当該地域の医療の事情、病院医師側の事情です。

②対応

　設例のような事案では、当該患者の病状等から応急の措置を施さなければ生命、身体に重大な影響がおよぶおそれがある場合か否かを担当医に確認し、応急の措置の必要がないと判断される時は、代理人名義の『通知書』（内容証明郵便）（資料2参照）をもって、当該患者に対し、他の医療機関で受診する際に要請があれば診療情報の提供を行うことも説明しながら来院を差しひかえるよう申しいれるといった対応も選択肢の一つになるでしょう。

　いさかいの発生から看護師による仲裁、その際の当該患者の言動の具体的内容等にかかる事実経過を記録しておくこと、患者の言動から生じた看護師の状態にかかる『診断書』を作成しておくことは必須です。

3）入院患者の家族による、看護方法に対する疑義訴えに伴う威圧的言動等

【設例3】

　看護師Aは、モーニングケアの際に、脳梗塞で入院している患者に対して、「顔を拭けますか？」と問いかけ、目やにをふやかす目的でおしぼりを目の上に乗せた。ナースコールが鳴ったため看護師Aはベッドサイドを離れたが、その間に患者の目の上に乗せたおしぼりが、あたかも死者の顔を覆っているかのように患者の顔全体に広がってしまった（事例1）。

　それを見た長女Xが、「このやり方はなんですか」と立腹し、携帯電話で患者の長男Y（遠方に居住している）に状況を説明した。

　長女Xは、看護師に対して、「警察から、看護師や医者が動くわけがないので代表者にいったほうがよいといわれたので、代表者に会わせてほしい。昔からの知り合いで弁護士がいる。いまは便利な世の中で動画も写真も撮れる。おしぼりを顔に乗せた写真は撮ってある」と発言した。

　その後、長男Yからモーニングケア時のことについて説明を求める

資料2　通知書（代理人名義内容証明）

通　知　書

　冠省　○○病院（病院長・○○○　以下「通知人」といいます）は、○○○○殿（以下「被通知人」といいます）に対し、次のとおり通知いたします。
1　被通知人は、平成○○年○○月○○日、○○病院内科外来待合室において、他の患者との間で大声で言いあらそいをしながら胸ぐらをつかむなどしたいさかいを起こしました。
　その際、仲裁に入った看護師に対し、被通知人が、腕で払いのける、怒鳴る等の言動を行ったため、当該看護師は、精神的ショックを被り、動悸や不安発作が出現する「心的外傷後ストレス障害」の状態に陥り、勤務を休まざるを得ないなど業務にも支障をきたしました。
　当該看護師は、現在もなお被通知人の姿を見るだけで上記症状を呈する状態にあり、引きつづき通院加療中です。
2　上記の状況であるため、通知人は、被通知人に対し、通知人病院への来院および当該看護師に対する一切の接触を差し控えていただくよう本書をもって申し入れます。
　なお、今後、他の医療機関において受診され、従前の診療経過等にかかる情報が必要となった場合には、『診療情報提供書』等にて情報提供するよう調整いたしますので、通知人病院事務部まで書面にて連絡願います。
3　被通知人の上記言動によって発生した損害の賠償等については、別途通知人より連絡申し上げる所存であることを申し添えます。

平成○○年○○月○○日
　　　　　　　　　　　（以下省略）

電話があった。看護師Aは謝罪して理解を求めた。

いったんは理解を得られたが、上記事例とは別に、看護師Bが患者の口腔内に溜め込まれた残渣があったため、かき出そうと指を入れたことについて、「口のなかにおしぼりや手を入れられたと父がいっているが、そこはどうなっているのか。録音している」と別の事例（事例2）についての説明を求められた。

看護師Aが確認してから報告すると回答すると、長男Yは30分後に電話するように求めて電話を切った。

30分後に看護師Aが長男Yに「現在調査しています。もう少し時間をください」と報告すると長男Yは「時間が欲しいとはどういうことか、かかわったスタッフを調べるだけだろうが。ちゃんと調べて教えろ」と激高した。

さらに2時間後、事務職員Cが説明のために電話をすると、長男Yは「あんたがしたんだろう」、「誰がしたんだ。担当者と話をさせろ。俺がいっている意味がわからんのか。担当した者と話したいんだ。なめとんのか！！」と激高した。

①本設例の特徴

本設例の患者は、脳梗塞を罹患したため入院していましたが、マヒはなかったため、自由に両腕を使える状況でした。

看護師Aが患者自身に顔を拭いてもらうために、おしぼりを目の上に置いた行為に問題はないでしょうし、また、ナースコールが鳴ったため患者のそばを一時的に離れたことも致し方ないでしょう。

他方、おしぼりが顔全体に広がってしまったという状況からすれば、患者の長女Xが苦言を呈するのも理解できます。

もっとも、苦言を呈するにとどまらず、警察へ相談する、代表者との面談を求めるという長女Xの反応はやや行きすぎた面もあります。

長女Xへの対応を検討する際には、このような状況を踏まえておく必要があります。

次に、長男Yは遠方に居住しており、本件患者の状況は長女Xからの

電話連絡によって聞いています。同時に、別の事例についても説明を求めています。また、長男Yは当初から感情的になっています。

長男Yへの対応を検討する際には、遠方に居住している患者家族からの電話による暴言という、本設例の特徴を踏まえておく必要があります。

②対応
●長女Xへの対応
看護師Aに過失があるとはいえない事例ですが、長女Xが苦言を呈することも理解できる事案です。ただ、その真偽はさておき、長女Xは、警察に相談したこと、弁護士に相談する予定であること、証拠をそろえていることを示唆しており、やや過剰ともいうべき反応が見られます。

このように、発生した事態から想定される以上に過剰な反応をする相手に対応する場合には、医療機関としては、職員の対応いかんによっては、事態が収束せず、長期化しかねないことに留意しておく必要があります。

長女Xに対する看護師Aの対応を検討してみましょう。

●代表者との面談
まず、長女Xは医療機関の代表者との面談を求めています。代表者は最終決定権を有していますので、仮に面談をしたとすれば、面談の際に長女Xから求めのあった事項のすべてについてなんらかの回答を出さざるを得ません。

また、医療機関の責任についての考えを示すよう求められた場合には、本設例のような初期対応の段階では基礎情報が乏しく、代表者は正確な判断を下すことはできないでしょう。

したがって、代表者との面談の求めには応じるべきではありません。

●当事者による対応
本設例では、事例1の当事者である看護師A本人が長女Xに対応していますが、当事者が対応にあたることも好ましくありません。

長女Xは、弁護士に相談する趣旨の発言をしていることから、医療機関に対する責任追及も視野に入れていることが想定されます。さらに、

録画・録音することも想定されます。

そのような状況下で当事者である看護師Aが長女Xの対応にあたれば、長女Xは看護師Aの過失を基礎づける事情を聞きだそうとするでしょうし、過失を認める看護師Aの発言は、当事者の発言ですので価値の高い発言として扱われます。

本設例のように目前に長女Xがいる場合には、看護師Aが対応せざるを得ませんが、謝罪や説明の仕方には十分に注意する必要があります。

可能であれば、謝罪の対象を明確にすることが好ましいですが、何について謝ればよいのかがはっきりしない場合には、「不注意でした」、「○○すべきでした」といった過失を認めるかのような発言は控える必要があるでしょう。

●長男Yへの対応

長男Yは遠方に居住しており、本件患者の状況は長女Xからの電話連絡によって把握しています。

事例1については、看護師Aが状況を説明し謝罪したことによって理解を得られています。ところが、新たに事例2についての説明を求められました。

長男Yへの対応を検討するにあたっては、事例2の説明を求めるに至った経緯を考えてみる必要があります。

人づてに聞いた話が、伝達の過程で、内容が変わっていってしまうことがあるということは一般に理解されているところです。

さらに、本設例のように親族同士で状況の説明を行っている場合には、親族という関係上、話の内容に疑問をいだいたりすることなく、そのまま、真実であるとして受けいれてしまいがちです。

すなわち、本設例の長男Yのように、長女Xから父親の状況を聞いている場合には、父親の容態を正確に把握していないことが十分にありえます。

本設例のように患者の容態を正確に把握しているか疑わしい相手に対応する時には、医療機関職員としては、正確な情報を伝えることを第一に考えるべきです。

●検討

　以上を踏まえて、看護師Aおよび事務職員Cの対応を検討してみます。

　まず、長男Yが正確な情報に基づく説明を求めていることを踏まえると、看護師Aが応対したとおり、事実関係について調査の上報告すると回答することが望ましいです。中途半端な説明をし、あとになって説明を訂正することは、長男Yの不信感をあおるだけですので、避けるべきです。

　こちらから提示した期限内に回答を示すことができなかった場合には、火に油を注ぐことにもなりかねないため、回答期限についても、こちらから提示することなく、先方からの提示を待つべきですし、何より調査して回答するために無理のない期限を設定すべきです。

　当初の電話があってから30分後に、調査のためにさらなる時間を要することを説明しています。やはりこの際も、こちらから回答期限を示さず、回答するための時間が必要であることを伝えるにとどめるべきです。

　長男Yは感情的になっていますが、看護師Aは長男Yの勢いに押されてできない約束をすべきではなく、冷静に対応すべきであり、この点看護師Aの対応は適切であったといえます。

　次に事務職員Cの対応ですが、すでに長男Yが看護師Aに対して感情的な発言をしており、クレーム案件に発展していると考えられたため、対応の窓口が事務職員に変更されています。

　クレームに対応するのは、医療者の本来的な業務ではありませんので、本件設例のようなクレーム対応に関する窓口を事務職員に変更することは、とるべき選択肢の一つでしょう。

　長男Yは事務職員Cに対して激高していますが、その発言は感情に任せてのものであり、新たな要求を含むものではありません。

　やはり事務職員Cとしても、看護師Aと同様、ひとまず、看護師Bが患者に対して行った事例2の状況についての調査結果を回答することにとどめるべきです。実際に、事務職員Cは冷静に調査の結果を長男Yに説明し、結果として長男Yの理解を得られました。

ところで、その後、長男Yが感情的に激高していたこともあって、念のため、事務職員Cは看護師Aの作成した、長男Yとのやりとりを記載した報告書を持って警察に相談に行っています。

　暴言ともいいうるような感情的な発言や態度を示されたと考え、弁護士や警察に相談する際、実際に患者やその家族に応対した医療機関職員が作成した報告書は、状況を正確に説明するために有用です。

● **電話録音**

　事後的に冷静にその状況を説明した報告書のみでは、言葉の細部の言いまわし、声量などを再現することが難しく、当時の雰囲気までも正確に伝えることはできません。

　私たちも相談を受けた際に、報告書だけを読むと、意外に物わかりのよい患者であり、暴言は吐いていないという印象を受けることもあります。そのようなことを防ぐためにも、電話録音を行い、反訳を作成することは重要です。

　電話録音は、言った、言っていないの水掛け論を防ぐためにも有用ですので、極力電話録音を行うよう留意してください。

● **医療機関側の説明や確認不足**

　本設例における看護師Aおよび事務職員Cの対応は適切で、事務職員Cが丁寧に調査結果を報告したところ、事例2についての長男Yの理解を得ることもできました。

　結果として、長男Yは事例2の状況を正確に把握していなかったため、看護師Aや事務職員Cに対して説明を求めたのですが、長男Yは長女Xから患者状況を聞いていたのですから、そもそも長女Xにも勘違いがあったのではないかと推察できます。

　私立大学病院医療安全推進連絡会議が2011年に都内の私大病院を対象に実施したアンケート調査[5]では、暴言が発生する病院側の要因として、「病院側の説明や確認不足」が最多とされています。

　同様のトラブルの発生を防止するためにも、医療機関としては、患者および患者家族の理解度を慎重に考慮しながら、充実した説明を行うこ

[5] 調査対象は都内私立大学附属病院本院11施設に勤務する全職員29,065名で、2011年12月1日から同月31日に質問紙を配布・回収し、有効回答22,738名が解析対象。

とに留意する必要があるということになるでしょう。

4）示談解決をめざす調停手続き係属中の医師および家族に対する脅迫的言動等

【設例4】

　患者Aに対する診療にかかる紛争について、患者Aおよびその夫Bとの間で示談解決を得るため、C診療所を運営する医療法人社団D（代表者理事長E・医師）が裁判所に民事調停（債務弁済調整調停）を申し立てていた。

　患者Aの診療を担当していたE医師は、調停申立て前より、患者Aの夫Bから、患者Aが手術で開腹したことを引きあいに出して、「俺と同じ思いをさせてやる」として、E医師の制止を振りきってE医師の妻に危害を加える気勢を示しながら（いったん、自分の乗ってきた車に何かをとりに戻った上で、手に何かを持ちながら）自宅に侵入されたり、早朝、突然自宅を訪ねられて面談を強要されたりした。

　また、「診療所に街宣車を呼んでやる」などと脅されたり、C診療所で患者に対して「ここに来ても治らないぞ」などと誹謗・中傷されたり、あるいは、看護師等の職員に乱暴な言動をされたりすることがたび重なったため、精神的ストレスから心療内科での通院治療を要する状態に追いこまれ、主治医から患者Aやその夫Bとの接触を避けるよう指示されるに至り、調停期日への出席を見あわせざるを得ない状況にあった。

　第1回調停期日において、申立人代理人から相手方であるBに対し、調停委員を介して、上記理由によりE医師が期日に出席できない旨を伝えた。それにもかかわらず、第1回調停期日の翌日、E医師の明確な拒絶を無視してその自宅を訪れ、隣接するC診療所の入口などに立ち入ってE医師に面談を強要し、E医師の健康状態および同人が患者Aの診療にかかる紛争対応を代理人に委任していることを知りながら、調停期日への欠席を責め、次回期日への出席をしつように要求し

た。

　E医師は、Bの上記行動によって患者に迷惑がかかることを防止するとともに、診療所の職員やE医師およびその家族の身に危害がおよぶことを避ける必要を感じ、110番通報して、警察官の出動を要請した。

　設例のように、患者家族から逸脱した言動がしつように繰りかえされる事案では、医師・看護師その他の職員に大変なストレスがかかります。
　本項では、逸脱した言動の繰りかえしやさらなるエスカレートを防ぐための対応と、話しあいの環境を整えるための対応について見ていきましょう。

①逸脱した言動に対する明確な拒絶の意思表示

　逸脱した言動の繰りかえしや、さらなるエスカレートを防ぐには、明確な拒絶の意思表示を行うことが肝要です。背景にいかなる事情があるかとは切りはなして対応すべきことを十分意識しましょう。
　最低限の社会秩序・ルールに違反する言動を甘受ないし放置すれば、相手方に自らの言動は容認されているという誤ったメッセージとして受けとられる結果となり、ますます事態を悪くするだけです。
　逸脱した言動に対しては、明確に拒絶の意思表示を行うことがすべての対応の起点となることを理解し、勇気を持って実践してください。
　例えば、医療機関において粗暴な言動を続ける者への対応として、まず粗暴な言動の中止を求め、その求めにもかかわらずさらに粗暴な言動があった時には、医療施設からの退去を要求することで、不退去罪（刑法第130条後段）による警察の介入も容易になります。

②警察への相談

　明確に拒絶の意思表示を行っても逸脱した言動がおさまらない場合は、警察への相談を考えましょう。警察に相談すべきか否かを迷う事案であれば、まず顧問弁護士に相談してください。

顧問先の医療機関から患者やその家族による逸脱した言動への対応について相談を受けていると、しばしば、患者やその家族との信頼関係が決定的に損なわれてしまうことにならないかなどと心配して、警察への相談を逡巡する向きも見うけられます。

　しかしながら、現実を直視する必要があります。医療機関が明確に拒絶の意思表示を行ったにもかかわらず、患者やその家族の逸脱した言動がおさまらないという状況は、患者やその家族が医療機関やその職員の話を冷静に受けとめていないことを示すもので、信頼関係はすでに毀損されているのです。

　明確に拒絶の意思表示を行っても逸脱した言動がおさまらない段階で所轄の警察（生活安全課、事案によっては刑事課が対応してくれます）に相談しておくことにより、警察に状況をあらかじめ理解してもらうことができ、いざという時に迅速な刑事対応が望めます。

③債務弁済調整調停

　設例のように、診療にかかる紛争について患者やその家族との示談解決を得たい事案で、患者やその家族による逸脱した言動が続く、あるいは暴言・暴力が行われる場合は、民事調停手続きを利用することが特に有用です。

　民事調停手続きは、裁判所において行われる話しあいの手続きで、訴訟とは異なり、手続きも簡易で当事者は法律的な制約にとらわれず自由に言い分を述べることができるため、患者やその家族本人による手続きが可能です。

　また、中立公正な立場の調停委員会が当事者の間に入って双方の言い分をよく聴きながら話しあいを進めるため、当事者のみで協議をする場合よりも、患者やその家族には安心して話しあいに応じてもらえることも考えられます。

　特に、患者やその家族による逸脱した言動が続く、あるいは暴言・暴力が行われるといった場合、中立公正な第三者の関与の下で冷静に話しあえる場を、診療の提供を行う医療機関から切りはなし、紛争解決を旨

とする裁判所に設定することによって、逸脱した言動や暴言・暴力の抑制効果も期待できます。

　実際、相手方が、医療機関側から民事調停の申立てがなされたことを知り、裁判所という公の機関で自らの言い分を主張できるという理解に至れば、たいていの事案では逸脱した言動や暴言・暴力もやむのが通常です。

④調停前の措置命令申立て

　落ちついて話しあいを行う場を裁判所に設定すべく民事調停を申し立てたにもかかわらず、なお逸脱した言動や暴言・暴力が続いて、話しあいの環境が整わないような場合には、調停委員会に対し、相手方その他事件関係者に、「調停の内容たる事項の実現を不能にし又は著しく困難ならしめる行為の排除を命ずる」よう求める、調停前の措置命令の申立て（民事調停法第12条第1項）を行うこともできます。

　調停前の措置命令を受けた者が、正当な事由なく、命令に従わない時は、10万円以下の過料に処せられることがあります（民事調停法第35条）。

資料3　債務弁済調整調停申立書

債務弁済調整調停申立書

〇〇簡易裁判所民事調停係　御中

平成〇〇年〇〇月〇〇日

申立人代理人　弁護士　　井　上　清　成

同　　　　　弁護士　　小　野　英　明

同　　　　　弁護士　　藤　井　　　輝

当事者の表示　　別紙目録記載のとおり
調停事項の価格　　金160万円也
貼用印紙額　　　　金6500円也

申立ての趣旨

申立人と相手方両名は、申立人が相手方〇〇〇〇のために相手方両名に支払うべき妥当な和解金額を調整し、協定を締結する
との調停を求める。

申立ての実情

1. 相手方〇〇〇〇の通院・診療（投薬を含む）状況および他院への入院に至る経緯

　　……

2. 妥当な解決の模索

　　……

　かかる状況を考慮した結果、中立公平な御庁の仲裁を仰ぎつつ、話し合い解決を図ることが申立人にとっても相手方両名にとっても適切妥当なものと思料するに至り、本調停申立てに至った次第である。

資料4　調停前の措置命令申立書

平成○○年（サ）第○○号

命令

　　当事者の表示　別紙当事者目録記載のとおり
　上記当事者間の平成○○年（ノ）第○○号、第○○号債務弁済調整調停事件について、申立人から調停前の措置の申立てがあったから、当調停委員会は、調停のために特にその必要があるものと認め、民事調停法１２条１項に基づき、次のとおり命令する。

主文

　相手方○○○○は、本人がするか、又はその使用人、代理人、使者等の一切の者にさせるかを問わず、平成○○年（ノ）第○○号、第○○号債務弁済調整調停事件が終了するまで、次に掲げる事項をしてはならない。
１　申立人医療法人社団○○○○の代表者理事長であり、申立人が運営する○○医院の医師である○○○○、同医院の看護師等の職員及び同人らの親族（以下「申立人ら」という。）に対し、申立人らの住居、就業場所に立ち入り、又は申立人らに面接、電話、手紙、はがき等の方法で面談ないし直接交渉すること（その申入れを含む。）。
２　○○医院の患者及びその親族に対し、申立人らを誹謗、中傷すること。

　　平成○○年○○月○○日
　　　　簡易裁判所
　　　　調停主任裁判官

（注意）　相手方が正当な事由なく、この命令に従わないときは、10万円以下の過料に処せられることがある（民事調停法３５条）。

5）備品損壊（代理人名義の内容証明郵便にて損害賠償請求）

【設例5】
　患者Aは、吐血してB病院に入院。検査の結果、食道静脈瘤破裂と判明し、内視鏡的食道静脈瘤止血術施行。患者Aは、術後、興奮状態となり、看護師に殴りかかる動作が認められたため、抑制を実施。
　これに対し患者Aは、抑制帯をすり抜け入院室を出た上、ナースステーションなどにおいて、パイプ椅子を振りまわし、パソコン・モニター等にたたきつけるなどして、病院の備品を損壊させた。
　上記行為により、B病院は修理費の支出を余儀なくされ、合計10万円超の損害を被った。
　患者Aの息子Cは、患者Aの上記入院に際し、身体抑制に関する説明を受けた上で、必要時の抑制に同意したほか、食道静脈瘤破裂に対する内視鏡的食道静脈瘤止血術の実施にも「保護者または保証人」として同意するなど、病院に対し、患者AのB病院での入院診療について責任を負う立場にあることを表明していた。

①段階的な対応
　本設例は、術後、患者が興奮状態になったため、抑制を実施していたにもかかわらず、抑制をすり抜けた患者が病院の備品を損壊させた例です。
　ナースステーション内で患者Aが破壊行為を行ったため、複数の備品が損壊されており、被害額も比較的高額な事案です。
　病院では、本設例ほどの損害が発生しなくとも、患者やその家族がわざと備品を損壊する事例は頻繁に生じています。備品損壊を発端として、医療機関職員に対する暴力へと発展していく可能性もあるため、この段階での適切な対応が求められます。検討していきましょう。

②予防的段階

本設例では、備品損壊に至る前に、患者Aは内視鏡的食道静脈瘤止血術のあと、興奮状態となり、看護師に殴りかかろうとしています。

そこで、看護師は抑制を施すことによって、患者Aの身体の安全を確保しようとするとともに、看護師自身や他の職員に対する暴行を予防しようと試みています。

抑制を施すこと自体、患者Aが看護師に殴りかかろうとしたという暴行に対する対応となっているとともに、実際には残念ながら功を奏することはありませんでしたが、本設例で問題となった備品損壊行為の予防ともなっています。

このように、暴言・暴力への対応は推移する事態に応じて段階的に行われるべきものであるため、目の前で起きている事態に対応するだけではなく、常に今後起こりうる事態を想定した上で連続性のある対応策をとる必要があるでしょう。

③不法行為に基づく損害賠償請求

予防的対応を行っていた場合であっても、本設例のような事案は発生してしまいます。

ところで、備品の損壊行為は器物損壊罪（刑法第261条）にも該当する行為ですが、被害者がいないこと、10万円という被害額であれば弁償を求めることも可能であろうこと等を考慮して、警察に通報しないという選択肢もとりうるところです。

刑事的な対応を選択しない場合でも、民事的な対応として、備品損壊行為を民法上の不法行為と捉え、不法行為に基づく損害賠償請求（民法第709条）を行うか否かは別途考えることとなります。

損害賠償を求める際は、損壊行為を行った患者Aを相手方とすることは当然ながら、その保証人となっている息子Cも相手方とすることを検討すべきでしょう。

ただし、保証人は不法行為を行った当事者ではありませんので、保証人に対して請求をするためには、その根拠が必要です。

そのためには、入院時の入院誓約書において、患者本人に不法行為があった場合に保証人も連帯して責任を負う旨を記載しておくことが有用です（資料5参照）。

　実際に、本人および保証人に対して損害賠償請求をする時には、内容証明郵便によって請求することとなります。病院の代表者名義で作成することももちろん可能ですが、顧問弁護士に委任した上で代理人弁護士名義で作成することで回収の実効性を高めることもできるでしょう。

④小括

　本設例の患者Aは、術後に看護師に殴りかかる素振りを見せたのち、備品を損壊するという行為におよんでおり、暴行が段階的にエスカレートしています。

　暴行事例では、このように段階的にエスカレートしていく場合が見うけられますので、暴行への対応では段階的な対応を意識する必要があるでしょう。

　暴行に対する民事的対応の初手となるのは、不法行為に基づく損害賠償請求です。

　請求の相手方に暴行をした本人以外にも保証人を加えることは、実際に被害弁償をしてもらうために有用です。ただし、保証人に対して損害賠償請求をするためには法的な根拠が必要ですので、入院誓約書を作成する際に保証人が責任を負う旨を明示しておくとよいでしょう。

資料5　入院誓約書

入院誓約書

○○病院病院長殿

　私は、貴院へ入院するに際して、下記事項を遵守し、貴院にご迷惑をおかけしないことを保証人と連帯の上誓約いたします。

記

1. 入院中は貴院の諸規則を遵守し、診療上の指示に従います。
2. 入院諸費用は貴院の指定期日までに、本人および連帯保証人が連帯して遅滞なく支払います。
3. 故意または過失により貴院に損害を与えた場合には、本人および連帯保証人が連帯してその責に応じます。
4. 前3項のほか、貴院の諸規則を遵守することを誓い[6]、仮に諸規則に反する行為があった場合には、本人および連帯保証人が連帯して、当該行為によって発生した損害を賠償します。

平成○○年○月○日

入院者（本人）　住所
　　　　　　　　氏名
連帯保証人　　　住所
　　　　　　　　氏名
　　　　　　　　職業／勤務先名

---

[6] 諸規則を充実させることで、入院誓約書を根拠に、例えば、病室からの退室請求に従うことを保証人に対して求めることもできるようになります。もっとも、諸規則は入院受付に備えおくなど周知する必要があります。

6）医師に対する殴打・足げり（警察への通報、被害届提出）

【設例6】
　診察を終了した小児科医師Aが医事課の前を通りかかった際、入院患者の家族Bと遭遇した。患者家族Bが泣いている子どもを抱いている様子を見て、「この子も診察を受けるのかなあ」と思っていたところ、患者家族Bは、「ガンつけただろう」といっていきなり医師Aの胸ぐらをつかみ殴りかかった。医師Aは両上肢で防御したが左上腕を殴られ、左下肢をけられた。

　設例のような状況を知った時、いかなる対応をとるでしょうか。
　上記の状況を直接目撃した場合であれば、暴行行為を行う当事者に対して直ちに暴力行為をやめるよう求め、応援の職員（警備員を含む）を呼び、暴行を受けた職員を安全な場所に移す、事務方に一報する等の措置をとるでしょう。
　上記の状況を聞いて知った場合には、それぞれの立場によりとるべき措置も異なりうるように解されます。対応チームを組んで、状況を直接見聞きした関係者からの聞きとりを中心として具体的状況を正確に把握することが肝要です。
　設例のような事案が発生した場合、弁護士が医療機関から受ける相談としては、●警察に通報するか否か、●初期対応としていかなる点に留意すべきか、●被害届等を提出するか否か、●損害賠償請求を行うか否か、といった点にかかるものが多いように思います。

①110番通報
　具体的な状況から職員に対する暴行行為を確認した場合には、積極的に警察への通報を考えてよいでしょう。警察に通報するか否かを迷う時は、顧問弁護士に急ぎ連絡をとり、それまでに確認できている具体的な状況（確認すべき要点は後記参照。不確実な情報がある時はその旨を明確に示すことも大事です）を伝えてアドバイスを求めてください。

警察に通報する際は、迅速な出動が得られる110番通報によることをお勧めします。

　駆けつけた警察官には、具体的に事情説明を行い、適切な対処（二度と同様の行為を行わないよう行為者に対して警告を発してもらうなど）を求めましょう。

　警察官が「民事不介入」を理由にするなどして消極的な態度を示す場合には、暴行行為が行われた刑事事案であることを十分に説明する必要があります。この場面でも顧問弁護士に連絡をとり、警察官と直接話してもらうことが有用です。

②現場等の保存・被害状況の確認

　現場の状況は時間の経過とともに変化し、関係者の記憶も不鮮明となりやすいため、時を置かずに現場の状況を保存し、関係者から聞きとりを行うなどして行為当時の状況を確認しておくことが重要です。

　警察に通報した場合、暴行が行われた現場は、駆けつけた警察官による確認が完了し指示を受けるまで、片づけずにそのままの状態を保存しておくようにしてください。現場保存が難しい場合は、現場の写真を撮影しておくと、あとで役に立つことがあります。

　暴行を受けた職員本人および現場に居あわせた職員、もしくは来院者について行為当時の状況に関する認識を確認し、事実確認のための協力を要請しておくことも必要です。

　確認すべき要点として、●**当事者（暴行を加えた者・暴行を受けた者はそれぞれ誰か）**、●**暴行の行われた場所**、●**現場に居あわせた人**、●**行為の状況を直接見聞きした人の有無**、などがあげられます。

　また、被害状況を確認しておくことも重要です。

　●**暴行を受けた職員にすみやかに診察を受けてもらって、けが等はないか確認します。**先の設例であげたように、事後になって心的外傷後ストレス障害（PTSD）と診断される場合もあり、事案により相当期間経過後の精神科受診の検討も必要になると解されます。もし、けが等が認められる場合は「診断書」を作成してもらいましょう。

●暴行に際し、施設・備品を損壊していないかについて確認し、損壊された施設・備品があれば、その状況を写真撮影しておきます。警察に通報した場合、警察官が来院する前に施設・備品等の損壊が判明している時は、駆けつけた警察官にその旨を告げて記録してもらうのもよいでしょう。

③被害届等の提出

110番通報により出動した警察官により、現場の状況の確認、関係者からの簡単な事情聴取など初動捜査が一通り済むと、警察は、被害者に対し、被害届（捜査機関に対して被害事実を申告する書面）を提出する意向があるか、被害事実の申告にとどまらず刑事処罰を求める意思（告訴意思）があるか、意向の確認を行います。

暴行（傷害）事案の場合、被害者は暴行を受けた個々の職員となるので、医療機関としても当該職員の意向を確認し、被害届を提出したい、あるいは告訴状を提出したいという意向が示された時は、顧問弁護士との相談の機会をつくるなどして刑事捜査に協力する職員を積極的に支え、厳然と対処したいものです。

暴行（傷害）の被害者である職員が刑事対応に消極的な意向を示した場合、よく話を聞いて、無用な心配・不安をいだいているようであれば、それらを解消できるように職員の希望も確認した上で顧問弁護士との相談の機会をつくることも暴行（傷害）の被害にあった職員を守る大事な対処法の一つだと考えます。

医療機関の施設・備品等が損壊された場合、同事実にかかる刑事捜査を求めるには、器物損壊罪（刑法第261条）が親告罪（犯罪被害者からの刑事告訴がないと公訴を提起することができない、したがって処罰できない、という類型の犯罪）とされている（刑法第264条）ため、医療機関として告訴することが必要となります。告訴期間には制限があり、犯人を知った日から6カ月以内に告訴しなければなりません（刑事訴訟法第235条第1項）。

④損害賠償請求

 上記の刑事対応とは別途、民事対応として、職員または医療機関は、暴行行為によって被った損害につき、不法行為による損害賠償請求（民法第709条）を行うことも考えられます（【設例5】参照）。

資料6　告発状

告　発　状

平成〇〇年〇〇月〇〇日

〇〇警察署 署長　殿

　　　　　　　　　　告　発　人　　□□□□　□□□□　印

　　　　　　　　　　〒〇〇〇-〇〇〇〇
　　　　　　　　　　東京都〇〇区〇丁目〇番〇
　　　　　　　　　　告　発　人　　□□□□　□□□□

　　　　　　　　　　〒●●●-●●●●
　　　　　　　　　　東京都●●区●丁目●番●
　　　　　　　　　　被 告 発 人　■■■■　■■■■

第1　告発の趣旨
　被告発人の下記所為は、刑法第204条（傷害罪）に該当すると考えるため、被告発人の厳重な処罰を求める。

第2　告発事実
　被告発人は、・・・・・・
・・・・もって、告発人を傷害したものである。

第3　罪名および罰条
　傷害罪　刑法第204条

第4　告発の事情

第5　添付書類
　資料1：
　資料2：

資料7　医療機関対象暴行用チェックシート

　職員への暴行事件が発生した場合において、顧問弁護士へ相談する場合や警察に通報する際には、下記項目について確認しておくとスムーズです。

☐　暴行の主体は誰か（加害者および被害者は誰か）

☐　暴行の具体的内容
　　【例】殴られた場所、殴った回数、凶器の有無等

☐　暴行に至る経緯
　　【例】突然殴りかかってきた、会話中に激高した等

☐　暴行によって発生した結果

☐　暴行の行われた場所

☐　現場に居あわせた人の有無

☐　現場を直接目撃した人の有無

☐　防犯カメラ等の存在

☐　現在の状況

2 ─ 民事的な対応

1）ADR

　ADRは、Alternative（代替的）、Dispute（紛争）、Resolution（解決）の頭文字を合わせたもので、「裁判外紛争解決手続き」と訳されます。すなわち、裁判所という公権力の作用によって紛争を解決するのではなく、紛争当事者が話しあい等を通じて紛争の解決を図ることを目的とする手続きです。

　ADRの具体例としては、あっせん、仲裁といった手続きがあげられます。特徴としては次の4点があげられます。

● **手続きが簡便**

　利用のための手続きが厳格ではなく、事情に応じて臨機応変に行うことができます。

● **早期解決**

　ADRでは早期解決が期待できます（訴訟手続きでは2年程度の時間を要することもあります。控訴審・上告審へと進んだ場合には、さらに時間を要します）。

● **解決の自主性**

　当事者同士の話しあいによって解決をめざす手続きですので、解決方法に当事者の意向を反映することが可能です。また、中立的な立場の専門家によって法的妥当性も確保されます。

● **手続きが非公開**

　ADRでは手続きが非公開ですので、争いの内容やそもそも争っていることを知られたくない場合には適しています。

　医療機関としては、上記の特徴を踏まえてADRの利用を考慮すべきです。なかでも、手続きが非公開である点は、例えば、名誉毀損行為を行った患者の発言の具体的内容が取りあげられることによる2次被害を防止するという観点からも着目すべきです。

2）民事調停

　民事調停は、中立公平な裁判所の関与のもと、民事に関する紛争について、当事者の互譲により実情に即した解決を図ろうとする手続きです。

　民事調停の特徴は、民間から専任された専門家である調停委員のほかに、裁判所が関与するという点にあります。裁判所が関与することで、法的に妥当な解決を図ることが可能となります。

　さらに、当事者が互譲し、最終的な解決に至った際に作成する「調停条項」は執行力を持ちます。すなわち、当事者が調停条項に記載された事項を遵守しない場合には、強制的に遵守させることが可能となります。

　柔軟な解決を視野に入れながら、約束は守らせたいという場合に、有用な手続きといえるでしょう。

3）医療妨害禁止の仮処分

　仮処分とは、解決まで時間のかかる訴訟による終局的解決を求めるものではなく、暫定的に権利の保全を求める手続きをいいます。

　例えば、医療機関は、当該医療機関における業務を円滑ならしめ、患者の治療・検査および療養を行う権利（施設管理権）を有しています。そして医療機関は、施設管理権を妨害する行為である患者らの暴言・暴力の禁止を求める権利を有しています。

　医療機関は、訴訟手続きによって、施設管理権を妨害する行為をやめるよう請求することもできますが、訴訟手続きは終局的解決までに時間を要します。その間、患者の暴言・暴力が継続し、頻繁かつしつように医療機関の業務を妨害される状態が続く可能性は十分にあります。

　そのような場合に、すみやかに当該患者のかかる行為を差し止めるために、暫定的な処置とはいえ、裁判手続きという公権的手続きである仮処分を活用することは十分に検討してよいでしょう。

4) 病院からの退院請求

　医療機関と患者が、診療契約を締結すると、患者は医療機関から診察治療を受ける権利を取得し、医療機関は診療費を支払ってもらう権利を取得します。

　もっとも、患者は診療費を支払いさえすれば傍若無人な振るまいが許されるというわけではありません。道義上はもちろんのこと、法律的にも、診療契約に付随する義務として、患者は医師の提供する診察治療行為に協力する義務（本章では「患者の協力義務」と略します）を負っています。

　一般に契約は、債務を履行することができなくなった時に終了します。

　さらに、診療契約の特徴として、医療機関と患者の信頼関係に基づいて成立している継続的契約であり、一度、両者の信頼関係が崩れてしまえば、契約関係は終了するという点があげられます（売買契約のように、「買い主が金銭を支払い売り主が物を渡す」という一回的契約とは異なります）。

　患者の暴言・暴力は、医療機関を診療不能に陥らせるものであり、医療機関と患者の信頼関係を崩す行為ですので、診療契約の終了事由となります。そして、入院患者が病室にいることができる根拠は診療契約に求められますから、診療契約が終了する以上、患者は入院を続ける法律的な根拠を失い退院せざるを得ません。

　医療機関としても、信頼関係が崩れた患者を入院させる必要もないでしょうから、患者に対して診療契約が終了した旨を告げるとともに、病院からの退院を請求するよう求めることになるでしょう。

　患者が入院の継続を希望した場合には「応招義務」との関係が問題となり、「正当事由」が認められるかを検討すべきであることは、すでに述べたとおりです。

3 — 刑事的な対応

　刑事的な対応は、暴言・暴力事案固有の問題ともいえますので、その対応の基礎知識について概説します。

1) 院内暴力は絶対に許されない

　患者から暴言・暴力を受けた場合に、医療機関の職員が「医療側にも原因があった」と考えて毅然とした対応をとれないことがあります。

　医療機関側に落ち度があることと、患者の言動が社会通念を逸脱した犯罪行為であって、許されるべきではないということは、まったく別の次元の問題として捉えるべきであり、犯罪に対しては厳しい態度で望むべきであることはすでに述べました。

　病院には病気で苦しむ患者が来ます。また、患者の家族が精神的に疲弊していることもあります。もちろん医療従事者としては、そのような患者や患者家族の訴えについては耳を傾けて相談に乗り、改善策を検討しなければならない場合もあるでしょう。

　しかし、このことと、暴言・暴力を甘受すべきであるということは結びつきません。

　例えば、家庭内暴力・暴言に対する社会の目は厳しくなっており、「絶対に許されないこと」として認識されていますし、警察も家庭内暴力を認知した場合には、積極的に介入しています。

　院内暴力・暴言も家庭内暴力と異なる点はないはずです。

　ところが、患者やその家族は、病気であるために他人に対して甘えることが許されるのではないか、多少のわがままであれば許されるのではないかという認識の人もいるためか、社会の意識として「院内暴力については寛容であるべきだ」という風潮が残っているようにも思います。

　しかし、院内暴力・暴言に対応することは医療者の本来的業務ではありませんし、医療者がそのような対応に追われることは、患者のためにもなりません。

院内暴力・暴言は絶対に許されないことであるという意識を共有し、健全な風潮を形づくるためにも、やはり院内暴力・暴言に対して、刑事的な対応をとることをためらうべきではありません。

　刑事的な対応の具体的な内容としては、警察への相談と刑事告訴・刑事告発があります。詳しく見ていきましょう。

2）警察への相談

　法律的には、患者は医療機関と診療契約（準委任契約）を締結することによって診察治療を受ける権利を取得し、診療費を支払う義務を負っています。さらに付随的とはいえ、診察に協力する義務も負っているというべきです。

　そして、このような民事的な契約関係をベースとする紛争には、原則として警察は介入しません。いわゆる民事不介入の原則です。

　民事不介入の原則があるために、突然警察に相談に行っても即座に対応してくれることはまれです。そこで将来、トラブルが発生することを予期した段階で、最寄りの警察に行き、相談しておくことが大切です。

　一度、状況を説明して相談しておくと、いざという時に警察に迅速に対応してもらうことができます。具体的には、最寄りの警察署の生活安全課に行って、現在の状況を説明した上で、いざという場合には即座に出動してもらうよう要請しておきます。

　その際に、警察から具体的な対応方法についてのアドバイスをもらっておくと、よりスムーズに事態に対応できると思います。

3）被害届

　被害届とは、被害を受けた者が被害を受けた事実を申告することです。次に説明する刑事告訴・刑事告発と異なり、被害届が提出されたとしても実際に捜査を開始するか否かは、捜査機関の判断に委ねられています。

4）刑事告訴・刑事告発

　刑事告訴とは、告訴権者が捜査機関に対して、犯罪事実を申告し、犯人の訴追を求めることをいいます。

　告訴権者とは、通常は被害者を意味しますので、医療機関の職員であることが多いでしょう。ただし、医療機関内の備品を損壊する行為や医療機関の名誉を毀損するような発言に対して告訴をする場合には、医療機関自身も告訴権者として告訴することができます。

　告訴は書面または口頭によって、犯人を知った日から6ヵ月以内に、検察官または警察官に対してする必要があります。実際には、捜査機関は告訴を受理するのに慎重な傾向がありますので、捜査機関に告訴を受理してもらうためには警察と何度もやりとりをする必要があります。

　また、告訴が受理されると捜査機関は捜査を開始しなければなりません。しかし、必ず起訴されるとは限りません。

　告訴がなければ起訴ができない犯罪（親告罪。例：名誉毀損罪、侮辱罪）については、告訴をしなければ捜査自体を開始してもらえないのが一般的です。

　もっとも、親告罪の場合には、告訴の受理に慎重になりすぎると、捜査機関に捜査をしてもらうという被害者の権利を奪うことになりかねませんので、非親告罪に比べて容易に告訴を受理してもらうことができます。

　刑事告発とは、告訴権者以外の者が、捜査機関に対して、犯罪事実を申告し、訴追を求めることいい、内容は刑事告訴とほぼ同様です。

5）刑事処罰の対象となる暴言・暴力の例

　医療者への暴言・暴力が社会的相当性を逸脱している場合には、それらの行為は犯罪となりえます。暴言・暴力が対象となる犯罪の類型をあげます。警察への相談をスムーズに行うことができますので知っておくとよいでしょう。

① 暴行罪（刑法第208条）[7]

「暴行」とは人の身体に対して有形力を行使することを意味します。

有形力の行使によって、医療機関の職員が身の危険を感じるような場合には、暴行罪が成立する可能性があると考えるとよいでしょう。

例）殴る、ける、引っぱる、耳元で大声を発する行為。

② 傷害罪（刑法第204条）[8]

「傷害」とは人の生理的機能に障害を与えることを意味します。

暴行によって生理的機能を障害した場合には傷害罪が成立しますが、暴行によらなくても生理的機能に障害を与えた場合には傷害罪が成立する場合があります。

例）暴行によってけがをさせる行為、しつような暴言やクレームにより職員を不安および抑うつ状態にする行為。

③ 器物損壊罪（刑法第261条）[9]

「損壊」とは、物の効用を害することを意味します。物を壊す行為はもちろんですが、心理的に使用不能にする行為も含まれます。

患者の社会通念を逸脱した行為によって、院内の備品を使うことができなくなった場合には、器物損壊罪が成立する可能性があると考えるとよいでしょう。

例）院内掲示物を取りさって隠す行為、備品に放尿する行為。

④ 脅迫罪（刑法第222条）[10]

「脅迫」とは生命、身体、自由、名誉、財産に対して害悪を加える旨告知することです。

医療機関職員が不安を感じるような暴言・暴力については脅迫罪が成

---

[7] 暴行を加えた者が人を傷害するに至らなかったときは、2年以下の懲役若しくは30万円以下の罰金又は拘留若しくは科料に処する。
[8] 人の身体を傷害した者は、15年以下の懲役又は50万円以下の罰金に処する。
[9] 他人の物を損壊し、又は傷害した者は、3年以下の懲役又は30万円以下の罰金若しくは科料に処する。
[10] 生命、身体、自由、名誉又は財産に対し害を加える旨告知して人を脅迫した者は、2年以下の懲役又は30万円以下の罰金に処する。

立する可能性があると考えるとよいでしょう。

　例）職員に対して「いうことを聞かないと殴るぞ」との発言や「やぶ医者だとインターネット掲示板に書きこむぞ」との発言をする行為。

⑤威力業務妨害罪（刑法第234条）[11]

　「威力業務妨害」とは、暴行や脅迫といった人の自由意思を制圧するに足りる行為をすることにより、業務が妨害されるおそれのある状態を生じさせることを意味します。権威を誇示したような場合も威力業務妨害罪が成立します。

　暴言・暴力によって医療の遂行が困難になった場合には、威力業務妨害罪が成立する可能性があります。

　例）待合室で怒号する行為、病院の入口で病院を誹謗中傷する行為。

⑥名誉毀損罪（刑法第230条第1項）[12]と侮辱罪（刑法第231条）[13]

　「名誉毀損」とは、不特定多数の人が認識することができるような状況で具体的な事実を摘示して、人の社会的評価を低下させるおそれを生じさせることを意味します。

　「侮辱」とは、不特定多数の人が認識することができるような状況で侮蔑的価値判断を表示して、人の社会的評価を低下させるおそれを生じさせることを意味します。名誉毀損との違いは、「具体的な事実の摘示の有無」にあります。

　例）名誉毀損罪：「あの医者は手術を失敗して患者を何人も殺している」と発言する行為。

　侮辱罪：「あの医者は下手くそだ」と発言する行為。事実を摘示していない点で名誉毀損罪とは異なります。

---

[11] 威力を用いて人の業務を妨害した者も、前条の例（3年以下の懲役又は50万円以下の罰金）による。
[12] 公然と事実を摘示し、人の名誉を毀損した者は、その事実の有無にかかわらず、3年以下の懲役若しくは禁錮又は50万円以下の罰金に処する。
[13] 事実を摘示しなくても、公然と人を侮辱した者は、拘留又は科料に処する。

3章 ハラスメントの予防と段階的対応

井上法律事務所　小林英憲弁護士

1 — ハラスメントの類型、程度とそれに至る背景

　最近は、ハラスメントという言葉を日常的に目にするようになり、マスコミなどで人同士のもめ事が報じられると、それに対して「○○ハラスメントの問題ですね」などと形容されたりします。

　ハラスメント（Harassment）という言葉は、悩ますこと、困らせること、うるさがらせること、苦しめること等を意味する多義語です。このように、もともとの言葉の語義からして他者を不快にさせることの総称のような言葉ですので、その類型もさまざまなものがあります。

　いくつか例をあげるとすると、セクシュアル・ハラスメント、アカデミック・ハラスメント、パワー・ハラスメント、ドクター・ハラスメント、モラル・ハラスメント、アルコール・ハラスメント、ジェンダー・ハラスメント、マタニティ・ハラスメント、スモーク・ハラスメントなど枚挙にいとまがなく、現在でも用語例として増えつづけています。

　これらの類型のなかから、以下では、医療機関においても起こりやすく、かつ、一般的に世間における認知度合いが進み定着もしている類型であるセクシュアル・ハラスメント、パワー・ハラスメント、モラル・ハラスメントについて、患者およびその家族から医療従事者に対するハラスメントについて総論的に説明します。

　なお、前述のドクター・ハラスメントとは、医師や看護師を始めとする医療従事者の患者およびその家族に対するハラスメントをいいます。本章で取りあげるハラスメントとは主体が逆の類型になります。

1） セクシュアル・ハラスメントとは

①その経緯

　セクシュアル・ハラスメントとは、相手方の意に反する性的言動であって、仕事を遂行する上でそれによって一定の不利益を与えるもの、または就業環境を悪化させるものをいいます。

　他のハラスメントとの違いをいうとすれば、性的な側面に着目したハラスメントの類型であるということになります。

　従前は、男性から女性に対するものが問題視されましたが、最近は女性から男性に対するものも珍しくなくなっていますし、同性同士でも成立します。

　この言葉は、1980年代の半ば頃から使用されるようになりましたが、これが1990年代に入って職場でのセクシュアル・ハラスメントを理由とした裁判や、就職氷河期といわれた就職難時代における新卒女子学生に対する面接対応等の社会問題化を通じて認知度が高まり、その対策が講じられてきました。

　現在は各省庁や企業、大学等において防止のためのガイドラインが作成され、企業研修などでも必ず取りいれられるまでに至っています。

　例えば、厚生労働省の対応として、「職場におけるセクシュアル・ハラスメント対策について」を策定したり、「事業主が職場における性的な言動に起因する問題に関して雇用管理上講ずべき措置についての指針（平成18年厚生労働省告示第615号）」を策定したりしています。男女雇用機会均等法第11条においては、職場におけるセクシュアル・ハラスメント対策について、雇用管理上必要な対策をとることが事業主に義務づけられており法律レベルにまで浸透しています。

　この雇用管理上必要な対策の具体的例としては、相談窓口の設置、相談に対する適切な対応、再発防止措置の実施等が例としてあげられています。

②その程度

　セクシュアル・ハラスメントの軽いものの例として、一般の企業においては、ヌードポスターや卑わいな写真および絵画類・画像等を配布または掲示等をすることのような就業環境的なものがあげられています。

　従来は無意識的に放置されてきましたが、セクシュアル・ハラスメントが社会問題化するにつれてしだいに意識されるようになり、現在においては、かなりあらためられてきているとされています。

　もっとも、このような就業環境的なセクシュアル・ハラスメントは、医療機関においてはほとんど問題になることはありません。

　医療機関は、入院施設がある場合でも、入退院が頻繁にあり、看護師を含めた医療従事者は交代制で働くという人が常に入れかわる就業環境になっており、お見舞い客や外来患者等常に第三者の目にさらされる環境だからです。

　就業環境的なセクシュアル・ハラスメントは間接的なものですが、これに対して、会話や動作によって直接的に相手に働きかけるものがあります。

　相手が返答に窮するような性的な冗談やからかい等をすること、わいせつな写真等を見ることの強要や私的なしつような誘い、または性的なうわさや経験談を相手の意に反して会話することが、これにあたります。

　これらについても、従来は無意識的に放置される、あるいは軽い冗談やコミュニケーションの一種として捉えられる傾向にありましたが、セクシュアル・ハラスメントが社会問題化するにつれてしだいに問題として意識されるようになりました。

　医療機関においても、若い看護師などがそのターゲットになりやすく、特段用もないのに呼んでおいてこの手の話をして引きとめられたりして不快な思いをさせられます。

　さらに強い程度に相手方に働きかけるものとして、性的関係の強要、不必要な身体への接触またはわいせつ行為等を行うものもあります。

　例えば、看護師さんが優しくケアするのを勘違いして、それに乗じて患者がおしりを触ったりすることはよくありますし、なかには退院後に

おいてもしつようように付きまとわれるケースもあります。

　この程度にまで至れば、単なる倫理や道徳、あるいは就業環境としての問題にとどまるものではなく、法的な問題として対処する必要性が出てきます。例えば、迷惑防止条例やストーカー規制法等を理由に警察に相談することになると思います。

③その背景

　なぜセクシュアル・ハラスメントが起こってしまうのか。その背景や原因は、もちろん、就業場所の環境や個々人の個性等さまざまなものに起因しますので一概にはいえません。

　あくまでも一般論としてですが、性的な配慮に関する意識が低い、性的な言動を不快に思うことをわかっていない、職場で対等に仕事をするパートナーと見ていない、性的な対象としてしか見ていない等があげられます。

　医療機関では、看護師や医療従事者が丁寧に対応するのを好意の表れであると患者が勘違いすることもあり、病気でつらく孤独を感じているという心理的要因が背景にある場合も多々見うけられます。

　また、医療機関においては、職務の性質上、医療従事者と患者がフィジカルな意味で直接的に接することが多いのも、セクシュアル・ハラスメントが起こってしまう原因の一つと考えられます。

2) パワー・ハラスメントとは

①その経緯

　パワー・ハラスメントとは、職務上の地位や人間関係などの優位性を背景に、精神的・身体的苦痛を与えまたは職場環境を悪化させる行為をいいます。

　職場における上司から部下に対するものがパワー・ハラスメントの典型とされてきましたが、現在においてはそれに限られず、さまざまな形態のパワー・ハラスメントが報告されています。

社会的地位としての上下関係がなくても、当事者関係において、事実上の優位性が存在し、これを利用する関係性が認められればパワー・ハラスメントは成立します。ですから、会社内における同僚同士や団結した部下から上司へのパワー・ハラスメントや会社担当者と顧客の間にも成立します。

　そして、医療従事者と患者およびその家族との間にもパワー・ハラスメントは成立します。例えば、いわゆる「患者様」であるという意識の持ち主が、医療従事者に対して高圧的な態度に出るケースがこれに該当します。

　他のハラスメントとの違いをいうとすれば、当事者の間に優位性が存在し、その優位性を有する立場にある者が、その力の差を利用して行うハラスメントの類型がパワー・ハラスメントです。

　パワー・ハラスメントも、今に始まった社会現象ではありません。例えば、以前は「窓際族」などと呼ばれていた会社内における現象も、現在においては後述するパワー・ハラスメントの例に属するものです。

　パワー・ハラスメントという用語は、2000年代初頭にセクシュアル・ハラスメント以外にもハラスメントがあるという問題意識により調査・分析され唱えられるようになった和製英語です。

　もっとも、提唱された当初は、まだセクシュアル・ハラスメントもそれほど認知されておらず、二番煎じ的な印象はぬぐえませんでした。

　しかし、職場において上司が部下に対してパワー・ハラスメントを行い、その結果、部下が自殺する等痛ましい事件をマスコミがパワー・ハラスメントとして報道したため、しだいに認知されるようになりました。

　現在においては、官庁では厚生労働省によって「職場のいじめ・嫌がらせ問題に関する円卓会議ワーキング・グループ報告」として分析がまとめられ、法務省でもリーフレットを作成し、防衛省でも「パワー・ハラスメント事例集」を作成する等対策を講じております。

　民間においても、多くの企業等でパワー・ハラスメントの研修が取りいれられるようになり、パワー・ハラスメントに対する問題意識が浸透してきています。

また、独立行政法人労働政策研究・研修機構において「職場のいじめ・嫌がらせ、パワーハラスメント対策に関する労使ヒアリング調査」が行われ、このなかでもさまざまな分析が試みられています。
　このような現状ですので、パワー・ハラスメントという言葉は、すでに社会に定着したといってもよいと思います。

②その程度

　パワー・ハラスメントの程度ですが、まず人間関係からの切りはなし（隔離・仲間外し・無視）という間接的なものがあります。
　これは、直接被害者に対して向いているわけではないという意味においては程度として軽いかもしれませんが、精神的にはかなりつらいものです。
　次に、仕事に関連づけているものとして、過大な要求（業務上明らかに不要なことや遂行不可能なことの強制、仕事の妨害）や過小な要求（業務上の合理性なく、能力や経験とかけ離れた程度の低い仕事を命じることや仕事を与えないこと）があげられています。上から目線の患者およびその家族から医療従事者に対して、このようなパワー・ハラスメント的な要求がなされることも珍しくありません。
　そして、被害者に直接向けられたものとして、精神的な攻撃（脅迫・暴言等）や身体的な攻撃（暴行・傷害）があります。
　このレベルまでくると、単なる倫理や道徳の問題にとどまるものではなく、法的な対応が必要になります。特に、暴行・脅迫等の刑事犯罪を構成する行為が行われた場合には、直ちに警察に連絡する等刑事的な対応も視野に入れるべきです。

③その背景

　パワー・ハラスメントが起こる背景としては、さまざまな要因があると分析されています。
　独立行政法人労働政策研究・研修機構の上記調査によりますと、「人員削減・人材不足による過重労働とストレス、職場のコミュニケーショ

ン不足、会社からの業績向上圧力、成果主義、管理職の多忙・余裕のなさ、就労形態の多様化、業界特有の徒弟制度的関係、事業構造の変化（に伴う人事異動）、職場環境の変化、業界の低賃金構造、上司部下間あるいは同僚間の人間関係の希薄化と信頼関係の欠如、行為者の資質やハラスメント意識の欠如、管理職に対する教育不足、人権意識や個人の尊重の希薄化、職場内に相談に乗ったり仲裁したりする人材がいなくなったこと、コミュニケーション能力の低下、管理職のマネジメント能力の低下、お金を払っているという権利意識（ハラスメント行為者が顧客の場合）」と分析されています。

　この分析は、医療機関における患者およびその家族の医療従事者に対する関係においても参考にしてよい分析です。

　医療機関にスライドさせて考えると、医療従事者から世話を受ける患者という立場に対する勘違い（いわゆる「患者様」）や疾病に罹患しそれが自己の意思ではいかんともし難いという過度のストレス、いざとなれば訴訟をしても自己の要求を通してやるという患者の権利意識の過度な高まり、医療従事者は患者の病気を治して当然という医療に対する高すぎる期待、患者モラルの低下等に起因することが多いです。

　医療機関における職務行為は、患者と医療従事者が、通常の職場におけるよりフィジカル的に身近に接触しなければ行うことができないという特色があります。ですので、直接身体に向けられたパワー・ハラスメントが起きやすい職場環境になっており、ここに医療機関ならではの背景が存在しています。

　また、別の医療機関ならではの背景としては、医師法第19条で応招義務を負っていて診療しないことができないことがあげられます。

　診療してほしいといわれたら拒否することができないわけですから、その意味において、患者は優位的立場を有しているといえます。これもパワー・ハラスメントへ至る背景の一つとなります。

　さらに医療機関ならではの背景として、医療従事者と患者との間の情報格差の大きさが挙げられます。人は理由がわからないとイライラしますが、患者およびその家族は、医療行為の理由がわからないためにイラ

イラしやすく、被害者意識を持ちやすいということもあげられます。

　相手はもの知り顔でよくわかっているようなのに、患者およびその家族はわけがわからないのでイライラすることがパワー・ハラスメントへ走らせてしまうというのも背景の一つとなるということです。

3）モラル・ハラスメントとは

①その経緯

　モラル・ハラスメントとは、倫理に反した言葉・態度・身振り等の言動や手紙・メール等の文書、その場の雰囲気によって、人格や尊厳を傷つけ、精神的な負担を負わせることをいいます。

　幅の広い言葉で、倫理的に許されない精神的な嫌がらせの総称とされており、「精神的暴力」や「精神的虐待」などとも形容され、その手段や態様もさまざまです。

　1990年代後半にフランスの精神科医であるマリー＝フランス・イルゴイエンヌが提唱したものとされていますが、日本においても、近年マスコミで使用されるようになり、言葉自体は徐々に浸透しつつあります。

　他のハラスメントとの違いをいうとすれば、精神的・倫理的な側面に着目したハラスメント類型ということができます。有り体に表現すると「倫理に反して精神的な暴力を振るうこと」とされています。

　例えば、患者が自分の担当看護師だけを無視して他の看護師にばかり話しかけたり、目の前にいるのにそっぽを向いてことさらに存在を無視したり、過去のミスを事あるごとに指摘しつづけたり、目の前でため息をついたり、わざと咳払いをしたり、ばかにしたような目で見たり、肩をすくめる等の軽蔑的な態度をとったり、悪いうわさを流したり、「あなたは要らない」、「あなたには看てもらいたくない」と発言し存在を否定したり等多種多様です。

　このように、特に性別や優位性等の要素を必要としないことから、モラル・ハラスメントは、誰もが加害者となり、また被害者となりうる可能性を持つものと考えられています。

もっとも、現在の日本におけるモラル・ハラスメントという用語の用いられ方は、必ずしもこのような沿革に沿ったものではなく、もう少し一般化されて、単に倫理や道徳に照らして望ましくない行為という趣旨で使用されています。
　ですから、ただでさえ外延が不明確で明確な定義づけもまだ確立していない類型のモラル・ハラスメントが、よけいにあいまいなものとなっているのが日本の現状です。

②その程度
　モラル・ハラスメントは、セクシュアル・ハラスメントやパワー・ハラスメントと比較して不明確であり、しかも、それぞれと重なる部分も存在するとされています。
　ただ、本質的には、モラル・ハラスメントは、セクシュアル・ハラスメントやパワー・ハラスメントのように誰の目から見ても明らかなものだとは限りません。どちらかというと、平穏ではあっても陰々滅々と行われ、言葉や態度、素振りや文書、雰囲気などによって人格や尊厳を傷つける性質のハラスメントです。
　昔から、「雰囲気で人を追いこむ」という言い方がありますが、モラル・ハラスメントは、まさにこのような形態で行われる目に見えにくいところに特色があります。
　大声を出すでもなく、身体的な接触を伴うわけでもない静かなハラスメントですが、これが継続して行われることにより蝕まれる精神的ダメージは計りしれないものがあります。
　医療従事者が患者およびその家族からちょっとしたモラル・ハラスメントを受けつづける場合、単に怒鳴られるよりも精神的ダメージは大きかったりもします。

③その背景
　モラル・ハラスメントは外からは見えにくい静かなハラスメント類型ですが、加害者の性格や過去の体験の影響のみならず、これを受ける被

害者の性格や過去の体験の影響もその背景にはあります。

　加害者の特徴としては、他人の言葉を利用して悪口を広める、いつも誰かを標的にしていじめていないと気が済まない、自分ではなく相手が悪いと思わせる、いじめによって相手の考えや感情を操ろうとする等の特徴があるとされます。

　被害者の特徴としては、モラル・ハラスメントを受けるのは能力や努力に問題があるからだと思ってしまう、周りに迷惑をかけて申し訳ないと思ってしまう、相手が悪いと考えるよりも自分が悪いと思ってしまう、罪悪感を持ちやすく良心的等の特徴があるとされます。新人で責任感の強い医療従事者ほど被害者になりやすい傾向にあります。

　また、組織のシステムに関する要素が影響をおよぼしてモラル・ハラスメントが起こることも指摘されています。

　つまり、単に加害者の個人的な性格の悪さのために起こるのではなく、組織としての就業環境やその組織が職員に対してどのような管理方式を採用しているのかと絡んで、モラル・ハラスメントが発生するとされています。

　個人の技量として周りからは見つからないようにいじめができるというだけではなく、いじめをしても周りからはわかりづらいシステム、例えば共同作業のはずがことさらに作業から外し、このことが周りから自然に見える就業環境になっているということです。

　このように、組織のシステムに関する背景と加害者および被害者の性格や過去の体験の影響という2つの背景によってモラル・ハラスメントが発生するとされています。

2 ― セクシュアル・ハラスメント

井上法律事務所　宮澤茉未弁護士

　医療の現場におけるセクシュアル・ハラスメントは、①職員間のセクシュアル・ハラスメント（例：医師から看護師に対するセクシュアル・ハラスメント）、②職員から患者へのセクシュアル・ハラスメント、③

患者から職員へのセクシュアル・ハラスメント、④患者間のセクシュアル・ハラスメントが考えられます。

　事業主は、法律上、職場における性的な言動に起因する問題に関する雇用管理上の措置を講ずべき義務があるため、①や③のように、職員が被害者になる場合、医療機関や被害者の上司は責任を問われる可能性があります。男女雇用機会均等法第11条では次のように定めています。

> 雇用の分野における男女の均等な機会及び待遇の確保等に関する法律（男女雇用機会均等法）
> 第11条　事業主は、職場において行われる性的な言動に対するその雇用する労働者の対応により当該労働者がその労働条件につき不利益を受け、又は当該性的な言動により当該労働者の就業環境が害されることのないよう、当該労働者からの相談に応じ、適切に対応するために必要な体制の整備その他の雇用管理上必要な措置を講じなければならない。

　医療機関は患者との間で、診療契約を締結して診療を行っており、医療機関は、診療契約に基づく付随的義務として、患者が安心して診療を受けられるよう配慮する義務を負っています。そのため、②や④のように医療機関内で患者がセクシュアル・ハラスメント被害を受けた場合、医療機関は責任を問われる可能性もありますし、医療機関と患者との信頼関係が損なわれる可能性もあります。

　いずれにしても、医療機関として、セクシュアル・ハラスメントが起きない環境をつくる必要があるでしょう。

1）予防法

　医療機関がセクシュアル・ハラスメントを未然に防ぐ方策としては、次のようなものがあげられます。

①ドアやカーテンを開け、開放的にしておく

　セクシュアル・ハラスメント等のわいせつ行為は、とかく、密室で行われることが多いことから、なるべく開放的にしておき、人の目に触れるようにしておきましょう。

②できるだけ1人で対応しないようにする

　職員が被害者になる場合も、職員が加害者になる場合も、いずれにしても、職員ができるだけ1人で対応しないようにすることは重要です。複数人の対応により以下の効果が得られます。

●被害自体を防ぐ

　①と同様に、人の目に触れることで、わいせつ行為をしにくい環境をつくることができます。

●事実関係の把握・被害の拡大を防ぐ

　セクシュアル・ハラスメント等のわいせつ行為は、客観的な証拠がないことが多いです。そうすると、セクシュアル・ハラスメント行為の有無は、被害者、加害者双方の言い分から判断することになります。

　しかし、加害者が「私はやっていない、私はそんなことはいっていない」という場合、セクシュアル・ハラスメントはあったのか、冤罪なのか、真実の見きわめは非常に難しいのです。

　次の事例を見てみましょう。

　【例】個室に入院中の患者Xからナースコールがあり、看護師Aが患者Xの病室に行くと、患者Xが看護師Aの手を握って、「眠れないから、僕のそばにいてほしい」といった。

　手を握ったからといって、あとが残るわけではありませんし、患者Xが「Aの手は握っていない、そばにいてほしいなどとはいっていない」といった場合、セクシュアル・ハラスメント行為の有無の判断は難しいです。

　しかし、看護師Aだけでなく、看護師Bもその場にいれば、患者Xが

看護師Aの手を握っていたことを目撃していますし、患者Xの発言内容も聞いているので、セクシュアル・ハラスメントの事実があったことを確認できます。

さらに、被害者である看護師Aがなかなか患者Xの行為を制止できなくても、看護師Bが制止し、被害の拡大を防ぐこともできるでしょう。

③院内掲示で、セクシュアル・ハラスメントを許さない姿勢を示す

病院として、セクシュアル・ハラスメントを許さないという姿勢を院内掲示で示すことにより、抑止効果を期待できます。

院内掲示例は資料8を参照してください。

④セクシュアル・ハラスメントの相談窓口を設けておく

セクシュアル・ハラスメント被害を受けた患者および職員が相談できる専門の窓口を院内に設けておくことにより、被害を受けた患者および職員をケアし、患者が安心して診療を受ける環境、職員が安心して業務を行う環境をつくることができます。

⑤入院にかかる説明書面で、セクシュアル・ハラスメントについて警告しておく

院内掲示と同様、入院にかかる説明書面のなかで、病院としてセクシュアル・ハラスメントを許さない姿勢を示すことにより、抑止効果を期待できます。

資料8　セクシュアル・ハラスメント抑止のための院内掲示

セクシュアル・ハラスメント行為はお断り！！

平成〇〇年〇〇月〇〇日
〇〇〇〇病院
病院長　　〇〇〇〇

　当院は、セクシュアル・ハラスメント行為を決して許しません。
　院内でセクシュアル・ハラスメント行為を発見した場合は、断固たる対応をいたします。
　場合によっては、警察に通報いたしますのでご承知おきください。
　セクシュアル・ハラスメント行為を受けた患者様、病院職員は、〇〇病棟〇階のセクシュアル・ハラスメント相談室にご相談ください。

2）初期対応

もしセクシュアル・ハラスメント被害があった場合は、次のような初期対応をとります。

①「やめてください」とはっきりいう

セクシュアル・ハラスメントとは、相手方の意に反する性的言動ですから、当該行為が意に反するものであることを示さなくてはいけません。加害者は、「合意のもとだ」とか、「冗談にすぎない」などという可能性もあります。

セクシュアル・ハラスメントであるということを、きちんとわからせるためにも、「やめてください」とはっきりいいましょう。

②上司へ報告する（相談窓口への相談）

セクシュアル・ハラスメント行為を報告することは、セクシュアル・ハラスメント被害を受けた人にとっては、難しいことです。だからこそ、セクシュアル・ハラスメントを報告しやすい環境づくりを心がけ、報告を受けた上司は、被害を受けた職員からよく話を聞いてあげましょう。

③被害者は被害状況や被害内容をまとめておく

職員を守るためには、まず、状況把握をすることが非常に重要です。

人は時間の経過により記憶があいまいになりますから、被害を受けて間もないうちに、被害者に被害状況や被害内容をまとめてもらい、上司に報告してもらいましょう。

上司への報告だけでなく、その他の対応策を講じるためにも、事実関係はベースとなることから、5W1H（いつ、どこで、誰が、何を、なぜ、どのように）の要素でまとめておくとよいでしょう。

④担当の変更等の検討

被害状況や被害者の精神状態なども踏まえ、被害者が医療機関職員で

あれば、当該患者の担当職員の変更を、被害者が患者であれば、担当医の変更等を検討し、被害の拡大防止に努めることも必要です。

3）事例から見る段階的対応

　セクシュアル・ハラスメントの被害があったことを想定した事例で、段階的対応を見てみましょう。

事例1
患者の医療機関職員に対するセクシュアル・ハラスメント

　平成28年7月1日、処置室において看護師Aが患者Xの採血をしたところ、患者Xにおしりを触られました。

　担当看護師Aは患者Xに対し、「やめてください」と注意したところ、患者Xは「俺は患者だぞ。ちゃんと費用も払っているんだ。それくらいさせろ」と怒鳴り、さらに看護師Aのおしりを触ろうとしました。

　看護師Aは、すぐに上司の看護師Bに相談し、看護師Bは患者Xに対し「Aから話を聞きました。おしりを触るなどの行為は今後一切やめてください」と注意しました。

　これに対し、患者Xは、「私はそんなことはしていない。濡れ衣だ」と言い張りました。

　平成28年7月15日、看護師Cが患者Xの採血を担当したところ、「今日は年増のお前が担当なのか。俺の担当はピチピチの子にしろ。年増が担当なら採血は受けない」といいました。

　看護師Cは直ちに上司の看護師Bに相談し、看護師Bは患者Xに対し、「採血はCが担当します。採血を受けていただかないと、診療ができません」と注意し、採血を受けさせました。

　患者Xの次回の診療予約は1ヵ月後です。

　看護師Bのもとには部下の看護師から、患者Xの担当はしたくないとの声があがっています。

①初期対応

上記事例に対してとった初期対応は、次のようになります。

●被害を受けた看護師Aが患者Xに対し、「やめてください」という

被害を受けた看護師A自身が患者Xに対し、「やめてください」とはっきりいうことにより、Xに対し、Aの意思に反する行為であることを示しましょう。

●上司である看護師Bに報告する

看護師Aおよび看護師Cは、すぐに看護師Bに被害について報告をしています。それにより、看護師Bからも患者Xに注意しています。

●看護師A、B、Cはそれぞれ報告書に被害状況および患者Xに注意したことをまとめておく

患者Xがしたこと、それぞれの発言内容等を報告書として5W1Hでまとめておきましょう。

次の段階での対応としての、「誓約書」や「調停申立書」を作成するに際しても、事実関係は非常に重要となることから、詳細にまとめておく必要があります。

●担当者を変更する

看護師Bは、看護師Aの被害報告を受けて、担当者を看護師Aから看護師Cに変更しています。

②民事的な対応

上記事例において、初期対応はできていますが、次回診察に向けてどのような準備をすればよいでしょうか。

●誓約書を患者Xに書かせる

看護師たちは、患者Xの対応はしたくないといっていますが、ここで直面するのが「応召義務」です。

医師法には、「応召義務」について定めた下記規定があります。

> 医師法
> 第19条　診療に従事する医師は、診察治療の求があった場合には、正当な事由がなければ、これを拒んではならない。

しかし、保健師助産師看護師法には、「応召義務」に関する規定はありません。

では、看護師は、患者Xの処置対応を拒否できるでしょうか。

看護師が採血をするのは、医師が診療を行うにあたり血液検査をする必要があると判断し、看護師に採血の指示をしたからです。そうすると、看護師が採血をし、血液検査を行わないと、医師の診療ができなくなってしまいます。

したがって、看護師は法律上、応召義務がないからといって、なかなか拒否はできません。

そこで、対応策として考えられるのが、看護師が「拒否」するのではなく、患者自身に、同様のことをした場合は診療を受けないと約束させる「誓約書」を書かせることです。

診療は医療機関と患者との信頼関係がないとできませんので、誓約書を書いていただけないと、当院で診療を行うことは難しいということを伝えましょう。

誓約書の例は資料9を参照してください。なお、誓約書は、患者自身に署名してもらいましょう。

資料9　誓約書

誓　約　書

○○病院　病院長　○○○○　殿

平成28年7月1日
　処置室にて採血を受けた際に、担当看護師のおしりを同人の意思に反し、触った。
　当該看護師が「やめてください」と告げたにもかかわらず、「俺は患者だぞ。ちゃんと費用も払っているんだ。それくらいさせろ」と怒鳴り、再度、担当看護師のおしりを触ろうとした。
　さらに、上席の看護師より注意を受けると、「そんなことはしていない」などといった。

平成28年7月15日
　処置室にて採血を受けた際に、担当看護師に対し、「今日は年増のお前が担当なのか。俺の担当はピチピチの子にしろ。年増が担当なら採血は受けない」などといった。
　上席の看護師より、「採血はCが担当します。採血を受けていただかないと、診療ができません」との説明を受けた。
　➡事実関係を認めさせる。

　私は、今後、けっして貴院の職員に対しセクシュアル・ハラスメントにあたる言動を行い、貴院および貴院の職員に迷惑をかけないことを約束します。
　万一、私が上記と同様の行為を行った際は、警察に連絡していただいて構いません。
　また、今度、貴院および貴院の職員に迷惑をかけた場合、以降は二度と貴院に来院はしませんし、診療を求めることもいたしません。
　➡今度迷惑をかけた場合は来院しないと患者に約束してもらう。

平成　　年　　月　　日　＿＿＿＿＿＿＿＿＿＿＿＿

●他の病院を紹介する

　医師法に応召義務が定められているとはいえ、どんな場合も拒否できないの？と疑問に思う方も多いでしょう。そのとおりです。気づいた方もいるかもしれませんが、先に引用したとおり、医師法は、「正当な事由」があれば拒否することもできると規定しています。

　診療契約は医療機関と患者との信頼関係が基礎となっていることから、信頼関係が破壊されれば、診療の継続は困難です。診療を継続し難い事由があるかがポイントになります。

　本事例においても、注意に応じず、今後同様の行為をしないと約束しない場合は、診療を継続し難いといってよいでしょう。

　とはいえ、患者Xは治療の必要があって通院をしていたわけです。

　診療を継続し難いとして、当該病院において診療ができなくなったとしても、患者Xは他の病院で治療を受ける必要があります。

　そこで、患者Xが他院で治療を継続できるように、「紹介状」を記載し、渡しましょう。

　通常、「紹介状」を書く場合は、紹介先病院宛てに記載すると思いますが、患者Xがどの医療機関にかかるかは自由ですから、宛先は空欄のままでかまいません。

●内容証明を送る

　これらは、現場職員による対応策ですが、患者がなかなか応じてくれない場合は、苦慮するかもしれません。

　そこで、現場での対応が困難となった場合は、次の段階として、診療行為と切りはなして対応することを検討しましょう。

　病院として、セクシュアル・ハラスメント行為は許さないこと、今後同様の行為をしないと約束してもらえない場合は、診療を継続し難い旨の意向を内容証明の形で通知します。

　単に現場の問題としてではなく、病院はセクシュアル・ハラスメント行為を重大な問題として考えていることを示すことができるでしょう。

　内容証明は病院長名で通知するのもよいですが、相手によりプレッシャーを与えたい場合は、弁護士に依頼し、代理人名義で通知すると効果

的です。内容証明の例は資料10を参照してください。

③調停の利用

　事例1は、看護師Aに対するセクシュアル・ハラスメント行為と看護師Cに対するセクシュアル・ハラスメント発言の2つの言動が問題となっていますが、同様の行為が継続して行われ、医療機関としての対応が困難となった場合は、弁護士に相談し、裁判所の手続きを利用することを検討しましょう。

　裁判所の手続きというと、ハードルが高いと感じられる方も多いかと思いますが、ここで紹介する調停手続きは、第三者である裁判所を介した当事者間での話しあいの手続きです。つまり、話しあいの舞台を医療機関から裁判所に移すだけと考えればいいのです。

　では、どのような調停を申し立てることになるのでしょうか。

　医療機関としては、円満に患者Xとの診療契約を終了したいわけですから、話しあいにより、診療契約を合意解約できるよう申し立てるのがいいでしょう。

　調停申立書には、診療契約を終了する理由として、患者Xによるセクシュアル・ハラスメント言動があったことを主張する必要があります。

　そのため、先にも記載したとおり、初期対応において、事実関係を十分整理しておきましょう。

　前述のとおり、調停手続きは第三者を交えた話しあいの手続きのため、話しあいのなかで、患者Xが従前のセクシュアル・ハラスメント行為を謝罪し、今後、一切同様の行為を行わないことを約束した場合は、診療を継続するという合意を結ぶことも可能です。

　申立書の例は資料11を参照してください。

資料10　内容証明郵便で送る通知書

通　知　書

　前略　○○病院（所在：○○○○）は、貴殿に対して、次のとおり通知いたします。

　現在、貴殿には○○の治療目的にて当院に通院いただいておりますが、当院職員より、貴殿が、当院看護師のおしりを同人の意思に反し触ったり、当院看護師に対し、年増が担当なら採血は受けないなどの発言をしたりするセクシュアル・ハラスメント言動があったとの報告を受けました。

　当院は、貴殿のセクシュアル・ハラスメント言動を看過することはできません。

　今後、同様の行為を行わないことを約束いただけないのであれば、当院と貴殿との信頼関係は破壊され、診療を継続し難いと判断せざるを得ませんので、ご承知おきください。

平成　　年　　月　　日

〒○○○－○○○○

　　　　　　　　　　　　　　　○○○○○○○○○○
○○病院
病院長　○○　○○

〒○○○－○○○○
○○○○○○○○○○
○○　○○　殿

資料11　診療関係調整調停申立書

診療関係調整調停申立書

○○簡易裁判所民事調停係　御中

平成28年○月○日

申立人代理人　弁護士　○　○　○　○

当事者の表示　　　別紙目録記載のとおり
調停事項の価格　　算定不能
貼用印紙額　　　　金6500円也

申立ての趣旨

　申立人と相手方は、申立人と相手方との診療契約につき、話し合いにより、円満に終了する旨の協定を締結する
との調停を求める。

申立ての実情

1. 申立人と相手方らの関係

　　○○病院（以下「本件病院」という）は、申立人が開設、運営する病院である。

　　相手方は、平成28年○月○日から、○○の治療目的で本件病院を通院している患者である。

2. 本件病院での相手方によるセクシュアル・ハラスメント言動

(1) 平成28年7月1日

　　平成28年7月1日、相手方は処置室にて採血を受けた際に、申立外看護師Aのおしりを同人の意思に反し、触った。

　　申立外看護師Aが「やめてください」と告げたにもかかわらず、相手方は「俺は患者だぞ。ちゃんと費用も払っているんだ。それくらいさせろ」と怒鳴り、再度、申立外看護師Aのおしりを触ろうとした。

　　さらに、上席の申立外看護師Bより注意を受けると、相手方は「そんなことはしていない」などといった。

（2）平成28年7月15日

　平成28年7月15日、相手方は処置室にて採血を受けた際に、申立外看護師Cに対し、「今日は年増のお前が担当なのか。俺の担当はピチピチの子にしろ。年増が担当なら採血は受けない」などといった。

　上席の申立外看護師Bより、「採血はCが担当します。採血を受けていただかないと、診療ができません」との説明を受けた。

3. 本件調停申立てに至る経緯

（1）相手方の上記セクシュアル・ハラスメント言動により、本件病院職員は疲弊し、診療を継続し難い状態となった。

　そこで、平成28年8月15日の診療の際に、申立人は相手方に対し、診療は医療機関と患者との信頼関係がないとできませんので、今後いっさい同様の行為を行わないことを誓約していただけないと、当院で診療を行うことはできませんと伝え、誓約書を記載するよう伝えた（甲1：誓約書）。

　しかし、相手方は誓約書を記載することを拒否した。

（2）翌8月16日、相手方が来院し、受付で「昨日、予約していたので来たのに、診てもらえなかった。早く診てくれ」と大声でいった。

　そこで、応接室に通し、再度、相手方に対し、今後セクシュアル・ハラスメント言動等をしないことを誓約いただけない限り、診療はできないことを伝えた。

（3）相手方のセクシュアル・ハラスメント言動により、申立人と相手方との信頼関係は破壊され、診療を継続し難い状態となったことから、申立人としては、中立公平な御庁の仲裁を仰ぎつつ、話しあいにより、円満に診療契約を終了すべく、本調停申立てに至った次第である。

　　　　　　　　　　添　付　書　類
1　調停申立書（副本）　　1通
2　甲号証　　　　　　　　2通
3　委任状　　　　　　　　1通

当事者目録は省略する。

④刑事的な対応

おしりを触るなどのセクシュアル・ハラスメント行為は、刑事的な問題にもなります。

セクシュアル・ハラスメント行為が継続する場合は、警察に相談することも考えましょう。

本事例のようにおしりを触る行為は、公衆に著しく迷惑をかける暴力的不良行為等の防止に関する条例違反にあたります。

> **公衆に著しく迷惑をかける暴力的不良行為等の防止に関する条例（東京都）**
> 第5条　何人も、正当な理由なく、人を著しく羞恥させ、又は人に不安を覚えさせるような行為であって、次に掲げるものをしてはならない。
> 一　公共の場所又は公共の乗物において、衣服その他の身に着ける物の上から又は直接に人の身体に触れること。

犯罪にあたる行為は、あくまで、患者Xの看護師Aに対する行為です。したがって、刑事事件として対応するか否かは、被害者である看護師A自身が決めることになります。しかし、医療機関における行為ですから、警察に相談に行く際には同行するなど、医療機関としてバックアップしてあげましょう。

また、被害届や告訴状を提出すると、捜査のポイントも明らかになるため、警察がより積極的に対応してくれる可能性が高いです。

もっとも、被害届や告訴状を出すことまでは躊躇される場合は、事実関係を相談に行くだけでも構わないでしょう。警察に事情を説明しておくことにより、次に何かあった時に、警察が早期対応してくれることになります。

事例2
医療機関職員による患者に対するセクシュアル・ハラスメント行為

> 患者Xは、平成28年7月1日、自宅にて右大腿骨を骨折し、同日、入院しました。患者Xの入院中の介助は、介護職員Aが担当することになりました。介護職員Aは、患者Xの清拭、入浴、トイレの介助などを行っています。
> 数日後、看護師Bが患者Xの病室に赴き、体調をうかがうと、患者Xから「介助担当をAさんから他の人に替えてもらうことはできませんか」といわれました。
> 看護師Bが患者Xにどうしたのか尋ねると、患者Xは、「Aさんは、必要以上に身体を触ってくるから嫌なんです」といいました。
> 看護師Bは、Aの上席の介護職員Cに相談することにしました。
> さて、どのように対応すればよいでしょうか。

①初期対応

介護施設等で、介護職員による患者へのセクシュアル・ハラスメント行為、わいせつ行為が問題となり、ニュースで報道されるのを目にすることも多くなりました。

医療機関において、職員による患者へのセクシュアル・ハラスメント、わいせつ行為は、信用にかかわる大きな問題です。一方で、冤罪であったら当該職員の人生を台無しにしてしまいます。そのため、事実関係につき十分調査し、慎重に対応する必要があります。

●**患者Xの担当介護職員を替える**

患者Xは、介護職員Aの対応について不快に感じています。介護職員Aが患者Xにわいせつ行為をしていなかったとしても、患者Xが安心して入院生活を送ることができないと、同人の治療に影響してくる可能性もあります。

したがって、患者Xの担当介護職員は替えたほうがいいでしょう。

ただし、事実関係がはっきりしない段階で、患者Xに対し、介護職員

Aがわいせつ行為を行ったものと認めたり、謝罪したりすることのないよう注意が必要です。

●**介護職員Aが患者の介助に入る場合は、他の介護職員も一緒に対応するようにする**

患者Xから苦情があったことから、介護職員Aのほかの患者への対応についても注意する必要があります。

他の介護職員が一緒に対応することにより、介護職員Aの介助に問題がないか確認することもできますし、わいせつ行為の予防にもなります。

●**患者Xおよび介護職員Aの双方からヒアリングをする**

先にも述べたとおり、性犯罪は許されないものですが、冤罪もまた許されないものです。

一方の話だけを鵜呑みにせず、双方の話を十分聞く必要があります。

②民事的な対応

介護職員Aにヒアリングをしたところ、介護職員Aが患者Xに対しわいせつ行為をしたことを認めた場合、どうすればよいでしょうか。

●**介護職員Aを処分する**

介護職員Aが仮に優秀だったとしても、院内でのわいせつ行為は決して許されません。各病院で定めている就業規則に従い、懲戒処分をしましょう。

ここで、ポイントとなるのは、処分のタイミングです。

医療機関における職員による患者へのわいせつ行為は、報道の対象となる可能性が非常に高い問題です。そして、医療機関にとって、職員による患者へのわいせつ行為は、医療機関としての信用を大きく失墜させるものです。

報道された時に、Aのことが「〇〇病院職員」として報道されれば、医療機関名が報道され、当該医療機関は患者にわいせつ行為をするような人を雇い、気づかずにいたのかと、責任を問われるでしょう。したがって、介護職員Aが患者Xに対し、わいせつ行為をしたことを認めた場合は、早期に処分を検討する必要があります。

●患者Xに対し、謝罪する

　介護職員Aは、○○病院の職員として介助を行い、そのなかでわいせつ行為におよんでいたことから、医療機関は当然監督責任を問われます。

　患者Xから損害賠償請求等の裁判を提起されれば、裁判手続きは公開であることから、報道がなされ、さらに信用が損なわれかねません。

　したがって、患者Xとは、早期に示談することも考えましょう。

③刑事的な対応

　介護職員Aが患者Xに対しわいせつ行為をしたことを認めた場合、Aの行為は、強制わいせつ罪や公衆に著しく迷惑をかける暴力的不良行為等の防止に関する条例違反に該当する可能性があります。

　介護職員Aは、患者Xの介助に際して、わいせつ行為におよんでいることから、医療機関は犯行現場といえます。そのため、現場検証が行われるかもしれません。

　さらに、看護師Bや介護職員Cなど医療機関職員や介護職員Aが担当したほかの患者も事情聴取の対象となるかもしれません。

　医療機関としても、さまざまな影響があることを覚えておきましょう。

3 ― パワー・ハラスメント

　パワー・ハラスメントは、職務上の地位などの職場内での優位性を背景に、業務の適正な範囲を超えて、精神的・身体的苦痛を与えたり、職場環境を悪化させたりする行為をいいます。

　上司の部下に対するいじめや嫌がらせをイメージされる方が多いと思いますが、医療の現場におけるパワー・ハラスメントとはどのようなものでしょうか。

　インターネットの普及もなく、医療知識を容易に得られなかった従前は、医師は「お医者様」といわれ、患者は医師のいわれたとおりに従う医療でした。その頃の医師と患者の関係は、医師（上）－患者（下）の関係だったといえるでしょう。

しかし、インターネットの普及で、患者も医療知識を得るようになり、患者の権利意識が高まり、患者は説明を受けた上で、治療方法を自身で選択する（インフォームド・コンセント、インフォームド・チョイス）医療に変わりました。いわれたとおりに従うのではなく、患者は医師に対し、要望や要求もするようにもなりました。

　医療機関も患者のことを、「患者様」というようになりました。まるで、一面においては、医師と患者の立場が従前とは逆転し、患者（上）－医師（下）の関係になったかのようです。

　そもそも医師と患者の関係は、上下関係で考えるようなものではありませんが、一側面においては、医師（上）－患者（下）、あるいは患者（上）－医師（下）というゆがんだ関係が存在しています。

　本章では、患者が患者という地位を背景に、医療機関職員に対し、本来の医療機関職員の業務の範囲を超えて不当な要求をして、精神的・身体的苦痛を与えるパワー・ハラスメントに着目して説明します。

1）予防法

　医療機関職員に対し、本来の医療機関職員の業務の範囲を超えて不当な要求がなされるのを未然に防ぐために、次のような方策をとっておきましょう。

①入院にかかる説明書面で指摘しておく

　入院患者のなかには、入院中、看護師や介護職員等が身の回りのことは当然に何でもやってくれるものだと考えている人がいます。それが業務の範囲を超えた不当な要求につながっているといえます。

　そこで、入院にかかる説明書面において、下記のような文章を入れておいてはいかがでしょうか。

> 各患者さんへの介助度は、ADLに基づき決定いたします。自身で行えることについてはご自身で行うようにしてください。ご自身で身の回りのことを行うことがリハビリテーションとなり、早期退院につながります。

②患者家族の協力を求める

　医療機関職員は、1人で何人もの患者を看護、介護しなくてはなりません。1人の患者につきっきりになって、対応することは不可能です。
　したがって、患者家族にも協力を求め、一緒に対応するようにしましょう。
　入院にかかる説明書面において、患者家族に対応していただく事項を以下のように記載するなどして、分担するのがいいでしょう。

> 患者さんに安心して入院生活を過ごしていただくために、ご家族にも協力をお願いしております。入院生活は、退院後の生活の練習でもあります。入院生活中の患者さんの身の回りのことについては、ご家族もご対応いただきますようお願いいたします。

2）初期対応

　パワー・ハラスメント行為が発生したら、初期対応は次のようにします。

①患者からの要求、要望、対応内容を看護記録等に細かく記載する
　事実関係を整理するため、5W1Hでまとめておきましょう。

②患者家族に連絡し、家族にて対応してもらうことは家族で対応してもらうようお願いする

患者の要求、要望、対応内容を患者家族に説明し、家族において対応すべきことを家族に依頼します。

3）事例から見る段階的対応

パワー・ハラスメントの被害があったことを想定した事例で、段階的対応を見てみましょう。

事例3
患者の看護師に対する不当な要求（パワー・ハラスメント）

> 患者Xは、平成28年6月20日に肺炎で入院した患者です。
> 患者XのADLは、移動・歩行は独歩可能、排泄、食事も自身で可能で、基本的に介助は要しないとの評価でした。患者Xの担当は、看護師になって2年目の看護師Aです。
> 患者Xには、近所に息子家族がいますが、1週間に1度、見舞いに来るかどうか程度です。
> 平成28年6月25日、昼食時に患者Xからナースコールがあったため、看護師Aが患者Xの病室を訪れると、患者Xが看護師Aに対し、「はしを落としてしまったので、とってくれ」といったので、Aははしを拾ってあげました。
> 昼食が終わる頃に再び、患者Xからナースコールがあったため、看護師Aが駆けつけると、患者Xは「食事が終わったから、食器を早く片づけてくれ」といいました。
> 看護師Aが「食器はご自身で配膳車に返していただくことになっています」と説明すると、患者Xは、「お前は俺の担当だろ。お前がやれ」と怒鳴りました。
> 6月27日の22時頃、患者Xからナースコールがあり、看護師Aが病室を訪れると、患者Xは「喉が渇いたから、水を買ってこい」といって看護師Aに1000円札を渡そうとしました。

> 看護師Aが、「夜間帯は人員も少なく、病棟から離れると、他の患者さんに何かあった時に対応できなくなるので、行けません」と説明しましたが、なかなか納得しませんでした。
> 患者Xは、身の回りのことをやらせるために、ナースコールを頻繁に鳴らして看護師Aを呼びます。
> どうしたらよいでしょうか。

①初期対応

上記事例に対してとるべき初期対応は、次のようになります。

●業務の範囲を超えた不当な要求については、断固とした態度をとる

患者Xは自身においてできることも看護師Aにやらせています。患者の要請には何でも応えるのではなく、患者自身がやるべきことはやらせるようにしましょう。身の回りのことを患者自身でやることは、リハビリテーションにもつながります。

他の患者対応とのバランスも考え、不当な要求は断るべきです。

本事例では、看護師Aは患者Xに対し、自身で食器を返すように伝え、買い物も断って、断固とした対応ができています。

●看護記録等に記録を残しておく

普段からナースコールがあった場合は、看護記録等に記載していると思いますが、患者Xがいつどのような要望をしたかについては、看護記録等に記載しておきましょう。

●患者Xの息子に連絡する

患者Xが頻繁にナースコールをするのは、家族等の面会者がなく、寂しい思いをしているからかもしれません。患者Xの息子にXの状況を説明し、面会をしてXといろいろな話をしてもらうようお願いするとともに、患者の入院生活は、家族の協力が必要であることを説明しましょう。

●担当者の変更

看護師Aの対応は問題ありませんが、患者Xは看護師Aがまだ2年目の看護師であることをもって、嫌がらせをしている可能性もあることから、担当の変更等も検討してもいいかもしれません。

4 ― その他のハラスメントとモンスター・ペイシェント

　セクシュアル・ハラスメントやパワー・ハラスメントを含め、医療機関やその職員に対して、自己中心的で理不尽な要求等をすることを総称して「患者ハラスメント」、不当な要求をする患者を「モンスター・ペイシェント」という呼称がなされるほど、医療の現場で「ハラスメント」は存在しています。

　以下、事例に基づき、対応策を提案します。

事例4
患者による要求①

> 　患者Xは、術後半年に1回のペースで経過をみるために通院しています。
> 　平成28年7月1日午前10時の診察予約が入っていたので、患者Xは、午前9時50分から待合室で自分の順番がくるのを待っています。午前10時になり、診察受付に患者Xがやってきて「10時に診察予約となっている者だが、まだですか」と確認したことから、看護師Aは「まだ前の患者さんの診察中なのでお待ちください」と答えました。いまは、9時半予約の患者が3人、10時の患者が2人、待っている状況です。
> 　10分ごとに患者Xが順番はまだかと確認に来ては、「10時予約っていうから10時少し前から待っているのに、なんで1時間以上待たなきゃいけないんだ」と大きな声で怒鳴っています。どうすればいいでしょうか。

①予防法

　医療機関において、待ち時間の問題は付きものです。

　上記事例のようなことは、どの医療機関においても毎日起きているのではないでしょうか。

10時の予約であるのに10時になぜ診てもらえないのかという患者の発言は、不当なものとはいえません。しかし、診察時間は患者の病状によっても異なり、予測することは難しいため、10時の予約で10時に診察を行うことは現実的には難しいでしょう。

　したがって、あくまで、患者には医療の現状をご理解いただくよう心がけるしかありません。そこで待合室などに、待ち時間についての掲示をしてはいかがでしょう。

　掲示例は資料12を参照してください。

資料12　待ち時間についての掲示

待ち時間についてのお願い

平成28年○月○日
○○○○病院
○○○○科

　診察は病状を踏まえて行いますので、予定時間を上回ることがあります。
　予約患者さんにつきましても、予約時間を超えてお待ちいただくことがありますが、ご理解賜りますようお願い申し上げます。

事例5
患者による要求②

　夜間受付では、7人の患者が順番を待っています。
　そこに、女性患者が夫とともにやってきました。
　夫は受付に向かって、「妻がすごい腹を痛がっている。早く診てくれ」と大きな声でいっています。
　看護師Aが当該患者に問診票を書いてもらい、主訴を尋ね、当直医に確認しましたが、医師の判断は、緊急性は低いことから、他の患者と同様、待ってもらうようにとのことでした。

> 看護師Aが「現在、他の患者さんの診察をしておりますので、申し訳ありませんがお待ちください」と答えると、夫は「妻の身に何かあったらどうするんだ」と怒っています。
> どうすればいいでしょうか。

①**予防法**

事例4と似ていますが、どの医療機関も経験したことがあるのではないでしょうか。

夜間救急では、人手も限られており、トリアージをした上で診察をされていると思います。したがって、病状によっては順番の変更等がありうることを理解していただく必要があります。

事例4と同様、重症度に応じて診察をしていくこと、順番の変更等がありうることを掲示しておくのがいいでしょう。

掲示例は資料13を参照してください。

②**初期対応**

患者や患者家族は、診察を受けるまでは自分の状態がどのような状態かがわからず、不安に感じています。

問診票の内容や聞いた内容を医師に伝えた上、医師がトリアージした結果、緊急性が低いとの判断に至ったことを丁寧に説明しましょう。

資料13　順番の変更等についての掲示

診察の順番について

平成28年○月○日
○○○○病院
救急科

　救急外来は、患者さんの重症度を踏まえ、診察を行います。そのため、診察の順番が来院した順番と異なる場合がありますが、ご理解賜りますようお願い申し上げます。

---

5 ― パワー・ハラスメントとモラル・ハラスメントの混合型

井上法律事務所　小林英憲弁護士

　本章の最後に、パワー・ハラスメントとモラル・ハラスメントの混合事例を取りあげます。事例6は「医師に対する患者の過剰な要求」です。これまでの事例よりも内容を詳しく記述し、その解決策についても何段階ものステップを踏んで説明してありますので、参考にしてください。

事例6
医師に対する患者の過剰な要求

　ある医院に慢性的な疾患治療のために患者Xが来ました。院長であるA先生は、この慢性的な疾患では定評があり、本も執筆しているほどです。
　患者Xも、A先生の執筆した本を読んでこの医院にやって来たのです。A先生は腕も人柄もよく、患者Xも当初は熱心に治療に来て、A先生の指示にも従い数値的にも改善に向かっていました。
　しかし、患者Xの生来の性格のためか、治療に来たり来なかったりを始め、A先生の指導にも従わず、薬を飲んだり飲まなかったり、勝手に飲む量を増やしたり減らしたりもしました。
　A先生が、あなたに出す薬は全体を考えて出しているのだからそのようなことはしてはいけません、と注意しても聞きいれません。
　そのため、当初は改善の兆しもありましたが、元に戻り、そのたびに注意してまた治療をしますが、治療に来たり来なかったり、A先生の指導に従わなかったりし、また元に戻ったり、よけい悪化したりを繰りかえしました。
　そんな訳で、患者Xが通院を始めてから3年が経過しましたが、

いっこうに治療の効果が表れず、そのような状況に患者Xもしだいに苛立ちを募らせ、A先生に文句をいうようになりました。

当初は、予約しているのに待ち時間が長いとか治療の仕方が雑だとか注射が痛いとかでしたが、これがだんだんエスカレートしました。

最初はニコニコしていても「先生は1年で治るといったろ、3年前に戻せ」と急に言いだしたり、「人生はもう終わった。死にたい」などといって、治療が終わっても治療椅子に座って出ていきません。説得しようとすると、ものすごい形相でにらみつけます。

たまに、気が狂ったように近くにあるティッシュをむしりとって丸めて、あちこちに投げちらかしたりします。その様はまるで気でも触れたかのようです。

医院のスタッフに対しても「○○というスタッフは態度が悪い、許せねえ、クビにしろ」などと悪口をいいます。ですので、このスタッフは患者Xの予約が入るときは姿を見せないようにしています。

最近は、一度来院すると何時間でも居座って先生やスタッフの悪口や職場の愚痴を延々と話しています。A先生が治療をしようとしても、これをことさらに無視して座っているだけだったりします。A先生も他の患者を診なければなりませんので、ずっと患者Xばかり診ているわけにはいきません。

そこで、患者Xを別の部屋に通して待ってもらいますが、そのような対応をすると「自分をこんな状態にしておいて放っておくのか！」と文句をいいます。

こんな調子で患者Xはどんどん増長しましたが、人のよいA先生は、従前トラブルを経験しておらず、このような患者にどう対応したらよいかわからなかったため、患者Xのほとんど言いなりになってしまいました。

3年も治療をしているわけですから、当然その間にも治療費は発生します。しかし、患者Xは1年を経過した頃からは一切治療

費を払おうとしません。

　A先生も最初は請求をしましたが、請求すると「もう充分に支払ったろ、治せないくせにお金までとるつもりか」と怒りだしますので請求できません。

　治療をしろといって来院しながら、治療をしようとすれば文句をいって満足に治療をさせようとせず、診察行為も無視して協力しません。

　A先生の指導にも従わず、悪口や愚痴をいって帰っていくということの繰りかえしになっていました。

　最近は、体調が悪い、首が痛い、頭が痛い、ぎっくり腰になった、これもみんなA先生の治療のせいだ、責任をとれと言いだしました。

　医学的に患者Xが治療が必要な状態なのは間違いありません。そのことを説明し、A先生はあらためて患者Xに対して、今後どうしたいのですか？と質問しました。すると、患者Xは、やはり治療をして早く治したいといいます。

　仕方がありませんのでA先生は、また、最初から治療計画を練り、患者Xと相談して、この方針で進めましょうと決まりました。この日、患者Xへの説明に一応の区切りがついた時には夜の10時を回っていました。

　じゃあ先生また来ます、と患者Xは夜遅くまでかかったにもかかわらずにこやかに帰っていきました。

　一方、心身ともに疲れはてたA先生は、自ら治療計画は立てたものの、また今後も患者Xの治療が続くのかと思うとうんざりし、知り合いから紹介されたB弁護士に相談することにしました。

　A先生は、B弁護士に質問しました。先生、私はもう患者Xの顔を見るのも嫌です。なんとかうちの医院に来ないようにできないでしょうか。

1）A先生の希望

　患者Xにはもう来ないでほしい。でも、恨まれたくはないので、上手に患者XをA先生から引きはなしてほしい、というのがA先生の希望です。

2）問題点

　いままでの経緯もあり、すでに新たに治療計画を説明して治療を始めてしまったので、それを途中で放りだして今後は来るなとはいえません。そんなことをすると逆上してストーカー的行為をする可能性があるし、そのような対応は応招義務を負う医師としても問題があります。

3）解決策

　本事例を解決に導くには、次のようなステップを踏みます。

①解決ステップ1　説明書・同意書の作成
●説明書・同意書作成について
　弁護士BがA先生に聞いたところ、A先生の医院では、長期の治療を始めるにあたって同意書や説明書等の事前に渡す書類をきちんとつくっていなかったことがわかりました。
　A先生は腕がよく、人当たりも柔らかいので、いままではほとんどトラブルに巻きこまれることがなかったのです。
　しかし、今回も1年間で治療が終わるといった、いわないの議論にもなりましたし、現在のところ、A先生がきちんと治療内容について患者Xに説明をした上で治療してきたというしっかりしたエビデンスが残っていません。
　これでは、後々、A先生は患者にきちんとした説明をしないで治療をしている、あるいは、患者の同意を得ないで治療をしていると批判され

てしまう可能性があります。

　そこで、治療に関する事前の説明はきちんとしたというエビデンスを残しておくために、詳しく具体的な説明書を作成することとしました。

　また、同意書は、今後このような治療を行っていくが、こちらの指示には従うこと、もし指示に従わないで治療効果があがらず、これを繰りかえすような場合には、もう治療はしないという内容の同意書を作成しました。

　弁護士BとA先生は打ち合わせをした結果、このようにして、まずはA先生が仮に訴えられても大丈夫なように、A先生のほうできちんと治療をやってきたというエビデンスを残しましょう、ということにしました。

　A先生は、その方針に了解しましたが、患者Xに会うのが嫌で仕方がありませんでしたので、「もう、私は会わないというわけにはいかないでしょうか」と質問しました。

　しかし、すでに治療を始めてしまっている以上、「ここで患者を放りだすような形にするのはよくない。医師としての責任を果たさないといけない。まずは先生自身で対応してエビデンスをつくっておく必要があります」と弁護士Bが説明し、患者XにA先生ご自身で説明することにしました。

　もっとも、弁護士Bは、「時機を見て私が先生と患者Xとの紛争に介入しますから、もう少しだけがんばってください」と励まし、この日の打ち合わせは終了しました。

●説明書・同意書作成にあたってのポイント

　A先生は、大変丁寧に患者に対して説明し、治療してきました。しかし、そのことをきちんと診療記録とは別の書面に残していませんでした。

　そこで今回、患者Xに対する説明書を作成する際に、患者Xに対していままでどのような方針でどのような治療法をとってきたか、それにもかかわらず、なぜ治療効果があがらなかったのか等の治療経過を時系列で事細かに説明書に書きこみました。そして、そのような経緯を踏まえて今後の治療計画を立てました、という形式の説明書にしました。

この説明書に患者Xが署名・押印すれば、従前A先生は適切に説明して治療をしていたこと、治療効果があがらずに長引いてしまったのは患者Xに責任があることをエビデンスとして残すことができます。

　そして、その上で、治療計画を立てれば、いままでの失敗を繰りかえすことなく治療を進めることができます。また、同意書も、従前の失敗を具体的に記載した上で、今後、治療を進めるにあたっては、A先生の指示に従ってもらうこと、指示に従わない場合には治療をやめてもよいという内容にしました。

　そうすれば、A先生は、患者Xがこれからの治療に先生の指示に従わなければ、この治療を最後に患者Xと離れることが可能になります。

②解決ステップ2　説明書・同意書の患者Xに対する説明

　このような説明書および同意書を作成して、A先生は患者Xを迎えることにしました。A先生は、「いままで書面がなかったのにいきなりこんな書面を患者Xに見せる場合に、どのような説明をしたらいいでしょうか」と弁護士Bに聞きました。

　弁護士Bは、「いままで治療がうまくいかなかったという反省を踏まえて、どうしたら患者Xの治療を成功させることができるか考えました。その結果、失敗を繰りかえさず、治療を成功させるためには、このような説明書・同意書が必要であるとの結論に達しました」と説明して理解を求めるようにアドバイスしました。

　A先生が、「こんな説明書や同意書にはサインできないと患者Xからいわれたらどうしましょう」と質問したので、弁護士Bは、「治療を成功させるためにこのような書面が必要なのです。説明もきちんと聞けない、同意もできない人には治療はできません。とはっきりおっしゃってください」とアドバイスしました。

　「もし紛争に発展するようなことがあれば、私が介入します」とも答えました。このような事前の打ち合わせをして、A先生は患者Xを迎えることになりました。

　当日、その時間は他の患者の予約は入れないようにし、患者Xだけ予

約を入れて患者Xの来院を待ちました。

　時間に遅れて患者Xは来ました。待合室に通して、A先生が説明書および同意書を渡しました。なぜ、このような同意書および説明書をつくったかを説明し、患者Xに読んでもらいました。

　患者Xは少し当惑したように説明書および同意書を読んでいましたが、突然「なんでこんなものつくるんだ！」と怒鳴って、説明書および同意書を千切って丸め、A先生に投げつけました。

　この反応は、A先生も十分予想していたものでした。そこで、なぜいままでの治療がうまくいかなかったのかをもう一度丁寧に説明しましたが、患者Xは「こんなものにサインなんかできるか！」と怒鳴り、さらに説明をしようとしたA先生を突きとばして帰ってしまいました。

　その翌日、今度は患者Xの母親から電話がきました。A先生は診察中でしたので事務職員が対応しました。

　患者Xの母親ということで事務職員は緊張しましたが、母親の話し方は意外にも穏やかでした。娘が何年もお世話になっている旨のお礼をいい、娘から説明書および同意書を破った旨の話を聞いた、突然書面が出てきたのでパニックになってしまったようだ、今後も治療を受けさせてもらえないか、と母親はいいました。

③解決ステップ3　説明書・同意書を患者Xへ郵送
●今後の方針

　A先生は弁護士Bに相談しました。「この前はえらい目にあいました、説明書・同意書は破られ投げつけられ、怒鳴られた挙句突きとばされました。これからどうしたらいいでしょうか」

　弁護士Bが、「患者Xが破った説明書・同意書は残っていますか」と質問すると、A先生は、「いったん私を突きとばして出ていったのですが、すぐに戻ってきて、散らかった同意書・説明書を集めて持っていってしまいましたのでありません」と答えました。

　弁護士Bは、「では、患者Xの家に、手紙を添えて説明書・同意書を郵送して署名・捺印を求めましょう」と提案しました。なぜなら現時点

ではまだ、A先生がきちんと治療をしていたというエビデンスがない状態が続いているからです。

A先生は、「まだ私が対応をしないといけないでしょうか」と質問しましたので、弁護士Bは、「A先生が従前からきちんと治療をしていたというエビデンスを固める必要があります。そのためには、A先生自身が対応したほうがいいです」と説明しました。

また、電話があった患者Xの母親に対してどのような対応をするかも話しあわれました。電話で話をした事務職員の印象では、母親は患者Xとは違い感情的になるでもなく、比較的冷静に話ができる人であることがわかりました。

また、母親の話し方では、患者XはA先生のことをかなり信用していることもわかりましたし、母親は自分の娘がA先生の医院でどんな行いをしているのかを知らないようだという印象も事務職員は持ちました。

そこで治療のためには、いままでの反省を踏まえて行う必要があるので、説明書・同意書が必須であることに加え、すべてではないにしろ、患者XのA先生の医院での行いも記載した手紙を母親にも出すことにしました。

● **手紙作成にあたってのポイント**

患者Xに出す手紙のポイントは、従前の治療についてきちんと説明したが、患者Xはその説明を聞こうとせず、説明書・同意書を破って突きとばして帰ってしまったという事実をきちんと書いておくことです。

これにより、A先生は患者Xにきちんと説明をしたが、その説明を患者Xが聞こうとしなかった、というエビデンスを残すことができます。なお、手紙の末尾には、患者Xと同様の病気について定評のある、A先生の友人の医師の名前をあげ、セカンドオピニオンとして意見を聞いたらどうかとも書きました。患者Xのためには、違う医師の意見を聞くことも有益だと考えたのです。

また、患者Xの母親に対する手紙は、母親とはいえ、いたずらに患者Xの行状を暴きたてるような内容にならないように注意する必要があります。

そこで手紙は、少し度を超えているという程度の控えめな表現で患者Xの行状を記載し、そして、治療を成功させるためには、いままでの経緯を踏まえた説明書・同意書が必要になる旨を記載する必要があります。

④解決ステップ4　法律事務所の介入
●再度のトラブル
　患者Xに説明書・同意書を送ってから1週間後、患者Xの署名・捺印の入った説明書・同意書が郵送されてきました。
　A先生は、患者Xもいままでの病気に対する取り組みを反省し、今後は真摯に自分の病気に向きあい、A先生の指示にも従ってくれるものと思いました。
　しかし、説明書・同意書が送られてきた翌日、患者Xはなんの予約もなくA先生の医院を訪れ、受付で騒ぎを起こしました。
　その日は特別に忙しい日で、朝から予約で埋まっている日でしたので、緊急でもない限り予約なしでは時間がとれませんでした。
　受付で事務がだいぶ粘りづよく説得して、患者Xはいったん引きとりましたが、待合室のほかの患者は驚いていました。
　A先生は弁護士Bにいいました。「もう限界です、予約もとらずに押しかけられて受付で騒がれたら困ります。患者Xの行動をなんとかできないものでしょうか」
　弁護士BはA先生に、この時点で介入する旨を伝えました。
　まず、A先生に患者Xにお手紙を書いてもらいます。
　内容は、以前に説明書・同意書を破かれた上で突きとばされたこと、今回は受付で騒がれたことをあげ、患者Xの疾病は長期間の治療が必要であり、その間の医師と患者の信頼関係が不可欠であること、しかるにこのような状態では信頼関係を構築することができず、治療効果もあがらない、ここ2年以上にわたって治療費がいっさい払われておらず、これも精算しないといけないこと、そこで法律事務所に今後の対応は任せることとするというものです。
　A先生が手紙を出すのと同じタイミングで、法律事務所からも手紙を

患者Xに出し、今後は法律事務所にのみ連絡してくださいと伝えます。そうして窓口を法律事務所に一本化します。

弁護士Bは、「先生のところに連絡がいっても、対応は弁護士に任せていると伝えてこちらに振ってください」とA先生にお願いしました。

A先生は、「そうしていただけると助かりますが、この前みたいに医院に来てしまったらどうしましょうか」と心配しました。

弁護士Bは、「その場合には、この前と同じように事務の方に対応してもらい、お引きとりいただくようにいってください。無理矢理に居座ったら、私に電話して電話を代わってください。私が説得しますし、場合によっては私が警察に連絡します」と答えました。

●手紙作成にあたってのポイント

A先生からの手紙は、もちろん、患者Xの治療を拒絶するという内容のものではなく、あくまでも、このままでは信頼関係を築くことができず、それでは今後治療を続けてもいままでどおりで効果は期待できないから、A先生と患者Xとの間を調整したいというものです。

これに加えて、患者Xは治療費の支払いをしていないため、この問題も解決する必要がある、ということを強調しました。

これにより、患者Xを放りだすということではないこと、法律事務所へ対応を任せることを伝え、患者Xの対応の法律事務所への移行をすみやかにします。

この手紙以後、A先生の医院へ電話がきましたが、事務職員が法律事務所へ依頼しているのでそちらに連絡してほしいと繰りかえし答え、医院へは連絡がこなくなりました。

⑤ 解決ステップ5　法律事務所の対応

●その後の協議

弁護士Bは、患者Xと話しあいの機会を何回も持ちました。

患者Xの要望は、A先生にもう一度治療をしてほしいというものでした。そこで弁護士Bは、A先生が治療をするためには、いままでのようなパワー・ハラスメントやモラル・ハラスメントにあたる言動はしては

ならないこと、金銭関係を整理すること、治療にあたってはＡ先生と覚書（診療契約書）を結ぶことを求めました。

そして、その覚書の内容を遵守するために、母親が保証人となる旨の記載をしました。

最初は覚書の締結を拒み、Ａ先生による再度の治療を強く希望した患者Ｘでしたが、弁護士Ｂが、Ａ先生からの聞きとりを基にいままでのパワー・ハラスメントやモラル・ハラスメントの言動を指摘すると、しだいにトーンが弱くなりました。

また母親が保証人になるというのも、患者Ｘはかなり抵抗し、この条件は患者Ｘには厳しいようでした。

一方、患者Ｘの母親とも今後について相談したところ、母親は、これ以上、Ａ先生にご面倒をかけるのは申し訳ないので患者Ｘを説得するということで話がまとまりました。

●覚書作成にあたってのポイント

覚書には、今後は絶対にこのようなことをさせないために、かなり具体的に患者Ｘのパワー・ハラスメントやモラル・ハラスメントの言動を記載する必要があります。

例えば、「この悪徳医師！」、「あのスタッフ気にいらねえから辞めさせろ！」、「私の人生をぼろぼろにしやがって元に戻せ！」等さまざまな言動を具体的に記載します。

このようなパワー・ハラスメントやモラル・ハラスメントはあってはなりませんので具体的に記載し、これをいっさいやめさせる必要があるとともに、もしまた繰りかえしたら診療できない旨をはっきり記載する必要があります。

また、いかにＡ先生の指示を守らずに治療を妨害したかも記載します。例えば、週１回は必ず来院するように指示したのに１ヵ月以上来院しないことが５回以上あったとか、毎日服薬すべき薬をまったく飲んでいない日が何日あったとか、治療に来たにもかかわらず治療をさせなかったり、Ａ先生やスタッフの指示を無視して居座ったり、「なんで私をこんな目にあわせるんだ！」といって治療を妨害した等を具体的に記載しま

す。

　妨害が繰りかえされるようでは、治療は継続できないこと。患者Xが自己の言動を客観的に知ることで、治療がうまくいかなかった原因が自分にあること。これらを認識させます。こうして、二度とこのような言動はしないで治療に協力するという内容の覚書ができました。

⑥ 解決

　このように、患者X自身のパワー・ハラスメントやモラル・ハラスメントの言動を客観的に本人に知ってもらうことで本人は冷静になり、母親からの説得や、2年以上未払いだった治療費は支払わなくてもよいというA先生からの提案もあり、患者XとA先生は診療契約の終了契約を締結し、両者の診療関係は終了しました。

　その後患者Xは、A先生が紹介した別の医師のもとに通院し、治療に励んでいます。

4章 居座りの予防と段階的対応

山崎祥光弁護士

1 ― 居座りに至る背景

1）悪質な患者・家族への対応

　入院設備のある医療機関、特に大病院では、患者が回復したのに退院・転院してくれない、という問題があります。昔から「社会的入院」などという言葉もあり、入院の必要がないけれども入院している患者がおられるのも、残念ながら事実のようです。

　さらに、医療などを必要とする高齢者も増えている一方で、入院期間短縮の要請が強くなったこと、家庭を含めた介護・医療の受入れ先が欠乏していることも影響し、退院調整は病院の大きな悩みになっています。

　患者が必要な医療を受けられるようにすることは当然のことですが、その反面、満床で治療の機会を失いかねない患者のことも考える必要があります。

　今回問題にするのは、まったく入院の必要がないのに、あたかもホテル代わりであるかのように居座る人、退院してもらいたい病院側の苦悩を逆手にとって自らの要望を通そうとする人のような、ごく一部の悪質な患者・家族への対応です。

2）入院期間短縮の要請

　厚生労働省は、日本の平均在院日数が長いとして、医療費増加を抑える目的もあり、在院日数を減らすよう、診療報酬点数の操作や病床の編

制の変更などで圧力をかけつづけています。このため、急性期など重厚な医療が必要な病棟・病床に重点的に点数を付けてマンパワーも集約しようという流れになっています。

医療機関も診療報酬点数が厳しく設定されるようになってきたこともあり、経営を考える必要があり、特に急性期病棟・病床の利用率を上げたいとの要請もあります。このような要請のなか、退院できるのに退院してくれない、転院してくれないという状況が以前より問題になっているのではないかと思われます。

3) 高齢者・要医療患者の増加と介護力の欠乏

高齢者の増加に伴い、入院を含む医療が必要となる機会は増えることとなり、かつ入院は不要になったとしても、日常的に胃ろうや経管栄養などの医療管理や褥瘡処置などが必要な方も少なくありません。

その一方で、家庭や施設ではこのような高齢者増加に見あうだけの介護力はありませんし、特に日常的な医療管理が必要な患者は受入れを拒まれることが多くなってしまいます。

このように、入院する人が多くなる一方で、出口が限られるという状況があるため、より退院調整に難渋するものと考えられます。

4) 悪質な居座りのケース（4章の対象）

本章で問題にするのは、「一部の悪質な患者・家族による居座り」です。私自身も事件として何度も経験していますが、特に大病院では、非常に悪質な居座りのケースが少ないながら存在し、病棟と職員に大きなダメージを与えています。具体的な特徴としては、以下のようなものがあります。

○非常に長期（数ヵ月、場合により年単位）にわたり居座る。

○暴言・暴力・ハラスメントといったほかの迷惑行為の併存（多くの場合家族ぐるみ）。
○医療・看護など病院側のあらゆることにクレームをつけ、些細な問題を大げさに問題にする（特定の個人攻撃を伴うことも多い。攻撃対象は変遷する）。
○医学的にはまったく入院の必要性がないにもかかわらず、不合理な理由をあげて退院を拒み、独自の理論で入院継続が当然だと主張する。
○退院を交換条件にして、他の面で患者・家族に有利に交渉しようとする（今回は退院するが今後も必要があれば必ず入院させるように、退院するが医療費は払わない、退院するから医療に問題があったと認めて謝れ、など）。
○他の医療機関・官公署などでもトラブルを起こしている。

　大病院にお勤めの人なら、「そういえばあの病棟で前にあったなあ」と思いあたるかもしれません。このような悪質な患者・家族は、同じ病棟にいるほかの患者に迷惑をかけ、かつ必要な患者が病床を利用できなくなるというばかりか、医療・看護にあたる医療者に非常に大きなダメージを与えることが問題です。
　悪質な患者・家族は、さまざまな迷惑行為をすること、医療者に対する攻撃（特に個人攻撃）を伴うことから、担当看護師を始め、心理的な負担は計りしれないものがあり、さらに輪をかけて「治療が終了したのに退院しない」、すなわち「出口が見えない」、「いつまでこのトラブルが続くのかの見とおしがつかない」ことが苦痛を増します。このため、居座りを行う悪質な患者・家族の対応にさらされる看護師始め医療者は、仕事を休みたい、辞めたいと思うほど追いこまれることが少なくありません。
　このような「一部の悪質な患者・家族による居座り」は、数自体は少ないかもしれません。大きな病院でも年に数人程度でしょう。しかし、その存在が医療者や他の患者に与えるダメージは計りしれないものがあ

りますので、毅然と、かつ法的な手続きにのっとって対応することが必要です。

2 ― 居座りに関する前提知識① 入院を伴う診療契約の目的・内容・終了時期

　居座りに関する前提知識として、入院を伴う診療契約はどのような目的・内容で、いつ終了するのか、契約の終了は誰が判断するのか、といった問題がありますので、裁判例を含めて説明します。

　結論としては、入院を伴う診療契約は、通院可能な程度にまで回復すれば終了し、かつその判断は医師が医学的に行います。

1）入院を伴う診療契約

①入院を伴う診療契約の締結

　患者が医療を受ける場合、法律的には医療機関（正確には設置母体である医療法人、個人開設の場合は開設者個人）と患者・家族の間で診療契約が締結されると考えます。

　医療機関と医療者がどのような義務を負うのか、患者・家族にどのような義務があるのかは、この契約の解釈によって定まります。入院治療を受ける場合には、「入院を伴う診療契約」が締結されていると考えられており、この契約に基づいて患者は病院の病室を占有することができ（病室にいられるということです）、医療者は患者に必要な医療・看護を提供する必要があります。

②入院を伴う診療契約の目的

　「入院を伴う診療契約」の目的は、後述の裁判例（岐阜地裁平成20年4月10日判決、名古屋高裁平成20年12月2日判決）が述べるように**「患者の病状が、通院可能な程度にまで回復するように治療に努めること」**です。

なお、現在は医療機関の性質や目的の細分化が生じており、急性期治療を行う医療機関と、療養や介護を目的とする医療機関の役割分担が明確になってきています。

特に急性期治療を行う医療機関・病床については数が限られていることもあり、急性期治療を必要とする患者が必要な治療を受けられるよう、急性期を脱した患者は他の医療機関・病床に移ることが求められていますし、政策的にも、診療報酬などの面で入院期間が短縮するよう強い圧力がかかっています。

このため、例えば「急性期治療を目的とする医療機関での入院を伴う診療契約」の目的は、「患者の病状が、退院もしくは転院可能な程度にまで回復するように治療に努めること」であるといえるでしょう。

③入院を伴う診療契約の終了時期

患者の病状が通院可能な程度にまで回復した場合には、入院を伴う診療契約は前項②で述べた契約目的を達成したことになり、その旨病院側から患者に対して意思表示された場合に契約が終了します。患者は入院を伴う診療契約の効果として病室を占有することができるのですから、**契約が終了すれば、患者は病室を明け渡し、退去しなければなりません。**

この際にポイントは、**入院治療の要否は医師の医学的、合理的な判断・裁量に委ねられること**です。もちろん、患者の訴えにはきちんと耳を傾ける必要がありますし、入院治療が引きつづき必要な患者を間違って退院させて生命身体をリスクにさらすことがないよう細心の注意が必要です。しかし、最終的な判断権は病院側が持っているのだ、ということを知っておくと、悪質な患者・家族に対応する際には自信になります。

④急性期を対象とする病院での入院

急性期病棟・病床・病院からの退院・転院、入院を伴う診療契約の終了時期について直接判断を示した裁判例はありません。しかし、急性期病棟・病床は、特に重厚な医療が必要な急性期の短期間に集約的な医療を行うためのもので、数も限られており、かつ命にかかわるような重篤

な患者が対象であること、必要な患者が病床を利用できるようにする必要があることから、「急性期」を乗りこえた場合には、回復期・リハビリテーションなど、状況に応じた病棟・病床・病院に転床・転院する必要があります。

　その反面、患者・家族にとっては、重厚な医療を受けられる急性期病棟・病床に長く入院したいとの要請があり、トラブルになるところです。

　しかし、医療機関・病棟・病床と医療者は数限られた一種の社会的インフラであること、入院を伴う診療契約についての前記のような法的な考え方を踏まえれば、以下のように考えるべきです。

　すなわち、「患者の病状が、（退院はできないが）急性期以外の医療機関に転院可能な程度にまで回復するように治療に努めること」が目的であり、「（退院はできないが）急性期以外の医療機関に転院可能な程度」にまで回復した場合に「急性期治療を目的とする医療機関での入院を伴う診療契約」は目的を達成し、医療側からその旨を患者側に告げた際に契約が終了するというべきで、入院を伴う診療契約と同様、医師の医学的判断により終了し、患者側の同意等は不要であるといえるでしょう。

　ただし、「急性期は乗りこえて急性期病棟・病床への入院の必要はなくなったが、入院治療は必要」という状態であれば、通常の居座りへの対応とは異なり、転院先を確保することは必須です。この点については後述します。

2）入院を伴う診療契約に関する裁判例

　少ないながらも、患者の居座りに対して医療側が法的な手続きで退去を求め、判決に至ったものがありますので紹介します。一貫して入院の要否は医師の医学的判断により、かつ、病院側からの意思表示のみで診療契約が終了すると判断しています。

①東京地裁昭和44年2月20日判決（判タ235号235ページ）

　事案の詳細は不明ですが、概要は以下のとおりです。

足のむくみ、手足の痛みなどの自覚症状の原因を精査し入院加療の要否を診断するために、大学病院に入院にて患者に対して各種精密検査を行ったところ、入院加療は必要ないと判断し、入院から3カ月後には退院すべき旨最終通告したものの、退院しないばかりか、病室で自炊する、他の病室を巡回して担当医の悪口を言いふらす、退院に従う必要がないなどの言動をとったため、病院側が明渡し仮処分を裁判所に求めたとの経過です。

　入院契約の目的・終了時期などが問題となり、裁判所は以下のような判断をし、結論として明渡し仮処分を認めました。

　「入院契約の目的は、病院側において、入院患者の病状を診察し、右症状が通院可能な程度にまで回復するよう治療をなすことにあり、入院治療の必要の有無は医師の医学的、合理的な判断に委ねられ、患者の訴える自覚症状はその判断の一資料にすぎないもので、医師が当該患者に対し入院治療を必要としない旨の診断をなし、右診断に基づき病院から患者に対し退院すべき旨の意思表示があったときは、特段の事由の認められない限り、占有使用に係る病床を病院に返還して病室を退去し退院すべき義務があるものと解すべき」

　本件は、退去明渡し処分を認めた裁判例として判例データベースに搭載されているもっとも古いものですが、入院を伴う診療契約の終了時期が医師の判断によること、かつ病院側の意思表示によって契約が終了することを明確に示した先例として意味があります。

②名古屋高裁平成20年12月2日判決・平成20年ネ第440号、岐阜地裁平成20年4月10日判決・平成18年ワ第238号、平成19年ワ第264号

　急性心筋梗塞の診断のもとでPTCA（経皮的冠動脈形成術）を行いましたが、その後正中神経不全マヒ、RSD（反射性交感神経性萎縮症）による拘縮が生じました。入院から約1年7カ月経った時点で医師は入院の必要性はないと診断し、病院院長が口頭で退院するよう通知しましたが、患者は病棟内で大声を出すなどして従わず、その後も退院を命じ

る文書を交付するなどしましたがやはり従わず、日常生活に支障を生じるとして病室からの退去を拒絶するばかりか、迷惑行為を繰りかえしていたため、病院側が病室の退去明渡しと債務不存在の確認（患者の主張する医療過誤についての損害賠償請求権が存在しないことの確認）などを求めて訴訟を提起した事案です（この訴訟を病院が提起する前に、病院側から裁判所に対して、患者による迷惑行為に対する妨害排除仮処分を申し立て、裁判所はこれを認めていますが、残念ながらその後も患者による迷惑行為は継続していました）。

病室退去明渡しについての争点は、退去義務が発生する理由と時期、そして退院を求めることが信義則に反するか、という点でした。裁判所は、以下のように判断し、一審、高裁とも病院側の明渡し請求を認めました。

「入院を伴う診療契約は、病院の入院患者用施設を利用して、患者の病状が、通院可能な程度にまで回復するように、治療に努めることを目的とした私法上の契約であり、医師が、患者の病状が、通院可能な程度にまで治癒したと判断した場合に、同診断に基づき病院から患者に対し退院すべき旨の意思表示があったときは、医師は上記診断が医療的裁量を逸脱した不合理なものであるなど特段の事由が認められない限り、入院を伴う診療契約は終了し、患者は速やかに入院患者用施設である病室から退去する義務を負うものと解される」

また、上記のように入院診療契約が終了していることを前提に、明渡し請求が信義則に反しないか（信義にもとる、行きすぎて許されない、というような意味です）も検討の上、本件では信義則に反しないと判断しています。

「被告は、収入、資産および居住先がないこと、被告の就労が困難である原因が原告病院の医療過誤にあるのに原告が賠償金を支払っていないことなどから、原告の被告に対する退院請求は、信義則に反し許されないと主張する。しかし、本件事故において原告病院に過失があったことは認められないこと、現在、被告は1人で車で外出することができるなど、日常生活に大きな支障のないことなどが認められ、退院した場合

であっても通院加療により病状をコントロール可能であることなどが推認できることのほか、被告を扶養すべき親族が存在することもうかがわれることなどにかんがみると、原告が被告に対して退院請求することが信義則に反するものではない」

　この事案では、5年間にもわたって患者が病室に居座ったという極端な事案ですが、診療契約の終了は医師の医学的判断のみにより、原則として病院側の意思表示のみによって契約が終了するとの判断枠組みを維持したことに大きな意味があります。

　なお、医師の判断が裁量を逸脱するような場合（本来は入院継続が必要なのにそれを無視した場合など）には例外として契約の終了が認められないことになります。

　また、病院側の過失が存在し、かつそれにより患者の日常生活に支障があり、入院の継続が必要で、患者を介護する人もいないなどの状況では、退院請求が信義に反すると判断されうるところです。

　本件は患者側が控訴していますが、名古屋高裁は原審の判断を維持し、退去請求を認めています。

③名古屋高裁平成14年6月5日判決・事件番号平成11年ネ第585号

　交通事故のあと、半月板損傷に対する治療目的で入院中の患者であったが、関節リウマチの診断で退院可能であると判断されたが、本人・家族とも退院を拒み、本人は看護師に抱きつく、陰部を露出する、他の病室に侵入するなどの異常行動があるとともに、入院料等を支払わなかった。このため、病院側が退院命令を発し退去を求め、引きつづき病室明渡し仮処分の申立てを行ってあらためて内容証明郵便で退去を求めたところ、自主的に退院したとの経緯が事実認定されています。

　この訴訟自体は、入院費用等の支払いを求める訴訟で、詳細は不明ですが、原審は病院側の請求を認め、控訴審もその判断を維持しています。

　判決文中の事実認定ですが、病院側が退院可能であると判断した患者に対して仮処分を申し立て、自主的な退去を得られたという点、その経過につき裁判所は特段問題視していない点が参考になります。

3）前提知識のまとめ

簡単にまとめると、入院を伴う診療契約の目的・内容・終了についての法的な枠組みは、以下のようなものです。

> ●通院可能な程度に回復するよう治療に努めるのが目的。
> ●以下の条件を満たせば原則として契約終了し、患者は退去義務を負う。
> 　○通院可能な程度に回復したと医師が医学的に判断し、
> 　○病院側が契約終了の意思表示をした（すなわち退院するよう求める）。
> 　　→この際に、患者・家族の同意は不要です。
> ●医学的判断が裁量を逸脱していたり、退去を求めるのが信義にもとったりするようなケースでは、例外として退院請求が認められない。

3 ─ 居座りに関する前提知識② 自力救済・自力執行の禁止

これまで見てきたように、入院の必要がなくなったと医師が判断し、入院を伴う診療契約の終了を告げた場合、**契約終了に伴い、患者は病室を明け渡す義務があり、この後に退去しないで病室に居座ることは原則として違法となります**。

しかし、いくら違法な居座りであっても、あくまでも患者・家族が任意に退院・病室明渡しをするか、法律に基づき正式な手続きを経て合法的に排除する（明渡しを求める確定した判決による強制執行など）必要があり、「医療機関職員自らが強制的に実現する自力救済・自力執行は法的に許されない」ことにくれぐれも注意が必要です。

意外に思われるかもしれませんが、**いかに相手が明らかに違法なこと**

をしているからといっても、自力で排除することは許されず、法律上の手続きに沿って排除しなければならないのが原則です。

　例外としては、正当防衛や緊急避難（民法第720条第1項および第2項、刑法第36条第1項、第37条第1項）がありますが、簡単にいうと、「自分や他人の権利を守るためにやむを得ずした行為」は違法でないとするものですが、例えば身の危険があるような限られた場合にとどまります。強制退院に関して正当防衛や緊急避難が成立するのは、凶器を振りまわす患者さんを追いだす場面など、非常に限られた場合にとどまりますので、任意の立ちのきか法的な手続きをとるのが大原則です。

　このように遠回りなしくみになっているのは、自力救済・自力執行を認めてしまうと、実力行使が横行する危険な社会になりかねないこと、また権利の有無・違法か適法かという判断は一般市民には容易ではなく、公的な専門機関である裁判所の判断を経ることで、できるだけ法的に正しい状態を実現できるようにめざしたものだと考えられます。

　例えば、賃貸アパートなどでは契約期限が終了した場合や、家賃を滞納して契約解除された場合には、それ以降はいわゆる「不法占有」となり、借主がアパートの部屋にいること自体が違法になります（当然、損害賠償の対象で、賃料にあたる額の損害賠償額などが認められます）。しかし、違法な占有だからといって、勝手に家主が借主の家具を運びだしたり、鍵を勝手に交換して借主が入れないようにしたりすることは違法です。家主のこのような行動は不法行為が成立し、逆に損害賠償責任を負う可能性があり、実際に損害賠償を認めた裁判例もあります。

　「相手が違法だからといって自ら排除してはいけない」、「法律の手続きにのっとって排除しなければならない」ということは肝に銘じておいてください。例外として、人の生命・身体に危険が迫っている時は、自力排除も可能です（刃物を持つ暴漢が近づかないように物を投げつけるなど）。

4 — 居座りへの対応の基本方針

1) 患者に害が生じないことが最優先

　当然のことですが、患者が必要な医療を受けられること、患者に害が生じないことが原則で、いちばん重要な点です。すぐに退院できないとしても、大多数の患者・家族に対しては、慎重に対応する必要があります。

　入院治療の必要性の有無は、迷惑行為の有無にかかわらず、客観的・医学的に判断してください。迷う症例では、複数医師の判断を経ておくと確実です。

　退院を求める場合も、必要な医療が受けられるように配慮することが必要です（通常の期間の退院時処方と、診療経過と現在の処方がわかる紹介状を渡しておくなど）。

2) 悪質な患者・家族を見わけて毅然と対応

①病院の姿勢が見られている

　私の経験では、前述のような一部の悪質な患者・家族は、「トラブル慣れ」していることが多く、病院側がどの程度腰を据えているかを見ており、病院側が毅然と断固たる対応をとればそれを感知してあきらめて退院に至ることが多い一方、腰が据わらない場合には、「足元を見て」いっこうに退院に応じないのが一般的です。

　このため、悪質な患者・家族を早期に見わけるとともに、法的な手続きを見すえて毅然と対応することが必要です。

②病院側の失策、特に手続き違反に注意

　前述のように悪質な患者・家族はトラブル慣れしていることからか、病院側の失策を目ざとく見つけ、かつそれをしつように追及してきます。強制退院のような強い手続きをとる場合に手続きミスがあったり（診療

契約の終了が明確に告知されていないなど）、前述の自力救済をしてしまったり（患者の荷物を職員が運びだすなど）すると、そこを突かれ、病院側が社会的な非難にさらされることにもなりかねません。

　繰りかえしになりますが、患者・家族が任意に退院するか、適切な法的手続きを経て退院を求めることが必須です。

　以前、自宅で受入れ可能と思われるのに家族が患者をいっこうに退院させないことから、思いあまった職員が自宅付近の公園に患者を連れていって救急車を呼んだという報道がありました。職員のつらさは非常にわかるのですが、法的な手続きを経ずに自力救済をしてしまうと、違法になるばかりか、この事案のように医療機関が批判にさらされることになってしまいます。

③一貫した対応が必要

　法的な手続きによる強制退院を選択肢とすることはかなり勇気のいることですし、患者・家族から「弱い者いじめだ」、「退院して何かあったらお前らのせいだからな」などといわれたら、医療者としては心が折れそうになるかもしれません。

　しかし、職員を守り、他の患者を守るためには、悪質な患者・家族に毅然と接することはどうしても必要です。病院としての方針を決めたら、ぶれずに腰を据えて対応しましょう。

3）バランスのとれた対応が必要

　患者・家族のとる逸脱行動と、病院側がとる行動の間にバランスがとれていることが必要です。逸脱行動の度合いが強いほど、病院側がより強硬な手段をとれるようになります。前述した裁判例でも、年単位での居座りなど、非常に強くかつ明らかな逸脱例が対象になっています。

　ただし、逸脱行動の度合いの評価や、病院がとる手段とのバランスの評価は、感覚的な部分が大きく、医療者によっても判断のずれが相当あります。このため、居座り患者に対して強制退院を求めるようなケース

では、慎重な判断が必要で、医療者の側も複数で、患者の逸脱行動と病院側がとる行動との間にバランスがとれているか評価しておくべきでしょう。

5 ― 居座りの予防法と初期対応

1）予防法

居座りを生じさせないために、次のような点に注意しておく必要があります。

①早期の説明と退院調整

患者・家族とのトラブルは、患者・家族の認識と医療者の認識の違いが顕在化していることが少なくありません。入院・退院に関しては、「この入院の目的は何なのか」、「どの段階に到達すれば退院なのか」、「その後転床や転院、施設に移る予定の場合には、どの段階でどのような病床・病院・施設に移るのか」という情報を適宜提供できれば、このような認識のギャップが生じるリスクを減らすことができます。治療の経過によって常に変動する内容ですので、節目節目で、その時点での情報提供をしておくのがいいでしょう。

例えば、入院時には入院診療計画書を交付して説明しますが、その際に入院目的や入院予定期間も、それぞれの記載欄にわかる範囲で説明しておくといいでしょう。

特に転院・施設に移るなど、なんらかの医療や介護が必要な状況では、患者・家族としてはこれまでどおり重厚な医療が受けたいと考えることも少なくなく、早めの情報提供をして拒絶反応を和らげておく必要があります。

また、いろいろな立場の医療者から情報提供を受けておくと、患者・家族としてもさまざまな角度からの情報が得られたり、適宜質問ができたりします。医療チームとしての方針が決まれば、可能なら看護師から

も情報提供をし、疑問点や不安点を聞いておくとよいでしょう。

　これらの情報提供に対して、患者・家族が過剰に拒絶的な反応をしたり、無視したり、という不自然な反応を示す場合には、「一部の悪質な患者・家族」としてその後の居座りのリスクを示す徴候ですので注意してください。

②「通院可能まで回復すれば退院」の原則を守る

　前述のように、入院を伴う診療契約は「患者の病状が、通院可能な程度にまで治癒した場合」に終了し、これは原則として純粋な医学的判断により、患者や家族の同意も不要で、他の要素は含まれません。

　実際に退院調整する場合にはもちろん、自宅や転院先の受入れ状況がどうかといった事情を配慮しますし、患者や家族の都合で、少し退院時期を延期することはよくあることでしょう。これらのこと自体は社会常識の範囲の配慮ですのでなんら問題はありません。

　ただ、根本的な原則論を動かしてはいけません。例えば、「この病院で有害事象を負ったのだから、私たちがいいというまでは入院させてもらう」などという要求をする患者・家族がいるかもしれません。このような原則論を無視する要求に対しては、毅然とした対応が必要です。さもなければ、「以前はこういう理由で退院を延長したのに、なぜ今回は延長できないのか、おかしいではないか」とか、「以前、私たちがいいというまで入院していいと約束したではないか」といった主張をされてあとで困ることになります。

　大原則は病状が回復すれば退院する必要があるが、社会常識の範囲で例外がある、という枠組みを忘れないでください。この原則を示しておくことで、患者・家族と医療者の間のギャップを減らすことにもなります。

③一部の悪質な患者・家族を見わける

　前述したように、一部の悪質な患者・家族を早期に見わけることは重要で、逸脱した場合には毅然とした態度で臨む、という病院の姿勢を示

すことができれば、事態の悪化を防ぎ、居座りなどの発生も事前に抑止すること、少なくとも比較的早期に解決することが期待できます。

　下にあげるような不自然な要素がある（特に複数ある）患者・家族については、病棟師長や病院のトラブル対応部門などに早めに相談し、対応を協議しておいたほうがいいでしょう。

○入院期間・退院時期などの説明に不合理に反論したり無視したりする。
○暴言・暴力・ハラスメントといったほかの迷惑行為の併存（多くの場合家族ぐるみ）。
○医療・看護など病院側のあらゆることにクレームをつけ、些細な問題を大げさに問題にする（特定の個人攻撃を伴うことも多い。攻撃対象は変遷する）。
○医学的にはまったく入院の必要性がないにもかかわらず、不合理な理由をあげて退院を拒み、独自の理論で入院継続が当然だと主張する。
○退院を交換条件にして、他の面で患者・家族に有利に交渉しようとする（今回は退院するが今後も必要があれば必ず入院させるように、退院するが医療費は払わない、退院するから医療に問題があったと認めて謝れ、など）。
○他の医療機関・官公署などでもトラブルを起こしている。

　このような患者・家族に対しては、ダメージを避けるためにも、「チームで対応」することが必須で、ベテランを含む複数職員での対応を原則にしましょう。

　もしも他院で出入り禁止状態になっているなどの情報があれば、居座りも含めた迷惑行為のリスクが高いといえるので、顧問弁護士への相談も含めて病院をあげての対応を検討しましょう。

2）初期対応

居座りが生じてしまった、あるいは生じそうな時には、次のような初期対応を心がけてください。

①医学的に入院要否を判断する

前述のように、入院が必要かどうかは「病状が、通院可能な程度にまで回復しているか」という純粋に医学的な医師の判断です。まず、退院できるかどうかの医師による判断を経ておくことが重要です。この判断は通常主治医が行いますが、主治医の専門外で重篤な疾患があるなどの場合には、その分野を専門とする医師の判断も経ておくことが無難でしょう。

また、退院できるか迷いがあるケースでは、複数の医師の判断を経ておけばよいでしょう。

仮に、患者・家族から、「まだ退院できる病状ではない」、「まだ〜という症状が残っているから入院を続けたい」などの訴えや反論がある場合には、念のためこれらの点につき入院の必要がないか医師に確認しておくとよいでしょう。

この医学的な判断は、居座りへの対応、退院と告げる際の大黒柱にあたることを覚えておいてください。ここの判断・確認が十分できていれば、自信を持って対応できます。

②退院・転院の説明・説得

退院は、患者・家族が任意にするか、法的な手続きによるしかありません。もちろん、患者・家族が説明を受けて任意に退院・転院をするのがベストです。このため、通院可能な程度にまで回復したこと、退院できることを医師を含めて説明した上で退院を勧めたにもかかわらず、患者・家族が退院を拒む場合には、まずその拒絶の理由を聞き、あらためて説明と説得が必要です。

この理由が合理的なものであれば（自宅での受入れ態勢に不安がある

など)、その理由に応じて情報提供や説得を行い、退院を受けいれられるように持っていくとよいでしょう。

　ただし、この理由が合理的でない場合には、前述の「病状が回復すれば退院しなければならない」という大原則に戻ってください。不合理な理由や反論に対しては、「ベッドは、入院治療を必要とする人のためにあるので、病状が回復すれば退院していただきます。○○さんは通院可能な状態に回復しましたので、退院していただく必要があります。これは医学的な判断ですので、○○さんは〜とおっしゃっていますが、病院の判断は変わりません」などと毅然とした対応をしましょう。

　なお、患者・家族の質問や要求にその場で答える必要はありません。患者・家族から要望や反論があれば、いったんその内容を聞きとって持ちかえり、病棟で相談して正式に回答すれば十分です。

　転院や施設に移る場合には、移送先の確保というもう一つの要素があります。移送先の条件にまったく満足、というケースは少ないでしょうが、この点も患者にどのような医療・介護等が必要か、という医学的な視点から合理的に選択すべきで、医学的な必要性を超えた要望をされ、かつその条件を満たす移送先がない場合には、病院が提示する移送先で合意するよう、説得を続けることになります。

③一部の悪質な患者・家族を見わけて重点対応・チーム対応

　客観的に合理的な理由がないのに退院拒否をして、居座りを決めこむ悪質な患者・家族は、逸脱行動をとる患者・家族のなかでもかなり「物差しのずれ」が著しい部類で、トラブルにも慣れていることが多いです。また、このために他の医療機関（それ以外の官公署なども）ともすでにトラブルとなり、追いだされているケースも散見されます。

　このような悪質な患者・家族を見わけることは初期対応として重要です。153ページにあげた要素を参考に見わけて重点的に対応してください。

　このような患者・家族に対しては、ダメージを避けるためにも、「チームで対応」することが必須で、ベテランを含む複数職員での対応を原則にしましょう。顧問弁護士への相談も含めて病院をあげての対応も必

要になります。

④有害事象・過誤との関係

　入院中の患者に有害事象が生じ、「病院のせいでこうなったのだから、治るまで面倒を見てほしい」ということをいわれた経験のある方もおられるのではないでしょうか。特に、過誤によって有害事象が生じた場合には、そのように思う患者・家族の心情もわからなくはないですが、やはり医療機関は社会的なインフラの要素があり、他の患者が病床があくのを待っている状況を考えると、入院の要否は、医学的に入院治療が必要か否かについてだけで判断すべきでしょう。前述のように、法律的にも、過去の裁判例でも、入院契約が終了するかどうかを判断する際に、有害事象の有無や診療での過誤の有無は判断要素ではありません。

　それはそれ、これはこれとして分けて対応すればよく、仮に患者・家族が「有害事象のせいだから入院を延ばしてほしい」、「過誤なんだからこの病院で面倒を見るべきだ」といわれたとしても、「通院で治療できるので、外来で経過を見ていきましょう。もう入院は必要ありません」、「過誤については別途お話をさせていただきますが、入院を待っている患者さんもおられるので、ここで入院を続けてもらうことはできません」などと対応すればよいでしょう。

⑤患者本人の理解能力が不十分な場合

　高齢者が増加するなか、認知症の患者も増え、患者本人は意思疎通が不能であるなどの場合も少なくありません。診療契約という面では、一定の能力（行為能力）が必要とされ、例えば日常的に必要な買い物も自分ではできず誰かに代わってやってもらう程度の能力の場合には、行為能力がないとされ、自力で契約することが困難になります。

　とはいえ、入院するか退院するか、治療をどうするかということは、仮に理解・判断能力が不十分であったとしても、本人にとっては非常に重要な問題ですから、本人の意向は重要です。本人と意思疎通が図れる場合には、仮に理解・判断能力が不十分であっても、本人へ説明をし理

解を得つつ、キーパーソンを中心に家族にも説明して理解を得る、という対応が重要でしょう。

本人の理解・判断能力が不十分なケースなど、契約当事者の解釈は難しいことがあり（弁護士にとっても、一概に判断できないケースがあります）、診療契約の終了を告知する場合には、本人、キーパーソンなど複数を対象にするなどして万全を期します。迷われる場合には顧問弁護士にご相談ください。

6 ― 段階的な対応で職員を守る

1）初期対応（その他の迷惑行為）

初期対応は、前項で述べたとおりですが、居座りを行う一部の悪質な患者・家族は、逸脱の程度が強い場合が少なくなく、暴言・暴力・ハラスメント、過剰な要求など他の迷惑行為も並行して行うことが考えられますので、これらのほかの迷惑行為に対してもそれぞれ毅然と対応し、かつ記録を残しておきましょう。

さまざまな迷惑行為があること、それに厳しく対応するも改善しないという状況が積みかさなり、かつ証拠でそれを残してあれば、裁判所を始めとする第三者も「これは患者・家族がひどい」ということが理解しやすくなりますし、「合わせ技一本」ではありませんが、さまざまな迷惑行為を総合して、強い効力のある法的手続きが認められることも期待できます。

2）民事的な対応

①方針の決定

通常の説明・説得で理解が得られない場合、次の段階に進みますが、その時点で病院としての方針を決める必要があります。すなわち、法的手段に訴えてでも退院してもらう、という方針をとるのか、任意の説

明・説得のみの段階にとどめる方針をとるのか、という判断です。退院したとして、外来での診療は続けるのか、それとも他院を受診するよう勧めるのかといった点も判断しておくとよいでしょう。

　この判断は、患者の病状、患者・家族の逸脱の度合いと、他の患者や職員が負っているダメージや負担感によって決まってくるでしょう。特に、法的手段に訴えてでも退院してもらうという方針をとる場合、病院内で一致してその方針を進める必要があり、かつ、理由なく方針を曲げないことが重要です（患者の病状が悪化して入院の必要が再度出た場合は別ですが）。この方針決定は、通常は病院幹部の意思決定が必要です。

②任意交渉（入院終了宣告・退院命令）

　すでに通常の説明・説得では納得が得られない状況という前提ですので、入院を伴う診療契約が終了していることを宣告し、正式に退院を求める段階となります。

　入院を伴う診療契約終了に際しては、前述の裁判例も参考にすると、「病状が退院可能な状態まで回復したこと」、「入院契約が終了したこと」を告知します。口頭で行っても有効ですが、記録に残す必要がありますし、病院が本気であることを示すためにも、文書でも告知しておくほうがよいでしょう。

　なお、各医療機関の入院規約、患者規約等で、強制退院についての規定がある場合には、その規定も満たす内容にしておきましょう（特に、院内規約で、退院を求める○日前に告知する、などの条項がある場合にはその内容を守っておくべきです）。

　参考に文例を載せておきます（資料14参照）。

　この告知によって、診療契約は終了します。退院を求める期間をどの程度に設定するかは、患者の病状や、退院のために必要な準備の内容、それまでの退院告知の状況によっても異なります。

　例えば、特に準備が必要でなく、自宅に帰ることが可能な状況であれば、2～3日程度の余裕を持たせれば十分でしょう。

　なお、退院を求めるにあたっては、患者が（真摯に受けたいと思え

資料14　退院命令

```
○○殿
                                          □□病院
                                          院長

　当院は、貴殿に対し、必要な治療を行い、その結果、○年○月○日には、貴殿は退院可能な状態まで改善されました。
　そこで、当院は、貴殿に対し、本日をもって、貴殿との間の入院診療契約を終了とし、同月○日までに退院するよう要請します。
                                     平成○○年○月○日
```

ば）必要な医療を受けられるような配慮をしておくべきでしょう。内服薬があれば退院時処方、入院していた医療機関での診療経過がわかる紹介状などを準備しておくとよいでしょう。

　また、退院後に受診が必要な場合には、どの程度の期間でどのような医療機関を受診すればよいのか、どのような症状があれば医療機関を受診するべきかの情報提供もしておきましょう（一般的には、退院命令を出すケースでは、その後の外来も他院の受診を勧めるケースが多いのでそのような場合を想定しています）。

　なお、外来予約を入れておく必要はなく、必要な情報を提供した上で他院受診を勧めることも可能です。

　この退院命令で退去しない場合、弁護士名義の内容証明郵便であらためて退去を求めることもあります（患者に送る場合、送り先は病室で、配達者に病室に郵便を持ってきてもらいます）。

③仮処分・退去明渡し訴訟の提起

　入院契約終了宣告・退院命令をしても退去しない場合、次の段階に進む必要があります。これが最終的な解決策ですが、病室の明渡しを求める民事訴訟を提起することで、同時に病室明渡し仮処分を申し立てるのが一般的です。仮処分は比較的早く判断が出るといわれますが、それでも月単位の時間が必要ですし、民事訴訟に至っては判決を得るために1

年程度の期間が必要になります。

　このような時間のかかる手続きでは意味がない、と感じる方もおられるかもしれません。しかし、**悪質な居座りに対しては、この明渡し訴訟提起と仮処分の申立てがもっとも効力があります。民事訴訟を提起してでも明渡しを求めるという、病院側の断固たる姿勢が先方に通じるからではないかと考えています**（前述の名古屋高裁平成14年6月5日判決でも、仮処分申立ての判断を待つまでもなく、申立て後に患者が自主的に退去しています）。そして、他の手段はありません。

3) 刑事的な対応

　居座り事例では他の迷惑行為も同時に存在し、それらの行為で犯罪が成立する可能性がありますが、居座り自体でも、不退去罪を始めとする刑事犯罪が成立する可能性があります。居座り自体に対して刑事的な対応で抜本的な解決を得ることは困難な場合が多いですが、状況に応じて警察に相談しておくことは有効と思われます。

①不退去罪成立の可能性

　建造物に立ち入った者が、建造物の管理者（病院の場合は通常院長が管理者にあたるでしょう）から退去するよう要求されたにもかかわらず退去しない場合、刑法第130条の不退去罪が成立しえます。

　このため、退院命令を発し、退院期限を過ぎたにもかかわらず退院しない患者については、不退去罪が成立する可能性があります。このような事例を扱った裁判例はありませんが、退去の要求が正当か、患者が病院から退去しない正当な理由があるか、という点が争点になるものと考えられます。

　そして、病院からの退去要求が正当かどうかは、民事と同様、医学的に入院の必要があるかどうか、また退院を求めることが信義則に反しないか、といった点で判断され、病院から退去しない正当な理由についても、信義則に反しないかという点で判断されるものと考えられます。

ただし、刑罰に値するかどうかという判断ですので、民事に比べると、不退去罪が成立する場合は少し狭くなるのではないかと推測されます。

②業務妨害罪成立の可能性

入院の必要がなくなったにもかかわらずベッドを占有し、他の患者がベッドを利用できなくなることは、医療機関に対する業務妨害罪（刑法第233条、第234条）が成立する可能性がありますが、「偽計」や「威力」にあたるかは微妙な面があります。

③刑事告訴・警察への対応の求め（警察にとっても難しい場面）

前述のように、居座りは刑事犯罪に該当する可能性があり、この際の警察への協力の求め方としては、告訴、捜査依頼などがあります。

しかし実は、居座りへの対応、特に入院患者の居座りへの対応は、警察にとってもなかなか難しい場面です。なぜなら、居座りの場面で患者・家族は「治療が必要なのに病院が追いだそうとしている」、「病院から追いだされて何かあったらお前たちが責任をとれ」などということがあります。病院の医師が「医学的に退院可能な状態です」と説明しても、一方に加担することは警察にとっても避けたいところです（前述の仮処分を認める裁判所判断などがあるかどうかを確認されるケースもあります）。

患者・家族が暴力を振るう、大声を出して騒ぐなどの明らかな犯罪行為をしていれば別ですが、警察に抜本的な解決を期待するのは酷です。

ただし、警察に相談することは、意味があります。その理由は2つあります。一つは、警察にまで相談していることを患者側が知ることで、病院側が本腰を入れて対応しているという姿勢が伝わることです。

もう一つは、居座りに強く対応した場合に、患者側から警察に相談に行く場合がありますが、その時の予防線の役割です。患者側が「入院が必要なのに病院が理不尽なことをいって患者を追いだそうとしている、なんとかしてくれ」などと事実と異なることを告げ、警察が誤解するリスクがありますが、前もって病院側から事情を説明しておけば、警察が

患者側の間違った言い分を真に受けて誤解するリスクを減らすことができます。

特に患者側から警察へのクレームが想定される場合、もしくは暴力などに対しての介入が必要な場合には、前もって病院側から警察に相談しておくのがいいでしょう。

なお、裁判所が明渡し強制執行をする場合にも、警察官の立会いを求めることがあります。強制執行に対して不法占拠者などが抵抗する場合、警察官が公務執行妨害罪で現行犯逮捕することができ、警察官が占拠者の身柄を拘束して警察署等に連行します。法的な実力行使の段階でも、このように警察の協力を得ていることは参考になります。

7 ― 仮想事例から学ぶ

仮想事例ではありますが、以下のような経過を参考にしてください。

1） 受診開始から入院

A病院の○○内科では、数ヵ月前からBさんが外来に通院しています。Bさんは慢性疾患で通院が必要な状態で、それまで通院していた病院は別にあったようですが、突然当院を受診し、それ以降当院に通院しています。引っ越しをしたわけでもなく、以前受診していた病院からは紹介状もありません。

Bさんに「以前の通院状況や病状を確認する必要があるので、前の病院から紹介状はありませんか？」と確認したところ、「前の病院の主治医はやぶ医者だ。必要な治療もせずに放置された。だから転院したんだ。前の病院には連絡するな」との答えであったため、やむなくあらためて検査を行い、外来での治療を開始しました。

Bさんは外来を受診するものの、必要な治療薬を自己判断で服用したりしなかったりする、診療の待ち時間が長いことに30分以上クレームをいったりする、といった行動もあり、診察中にも主治医と口論に近い

状態になるため、主治医は他の信頼できる医師を探したほうがいいのでは、との提案もしていました。

　Bさんは肉眼的血尿と39℃の発熱を認め、原疾患の増悪の可能性もあり念のため入院して精査加療することにしました。

2）治療終了と退院拒否

　入院期間は1週間の予定で、抗生剤投与による治療と泌尿器科受診と精密検査を行うこととしていました。入院5日目には原疾患の増悪ではなく、尿路結石による血尿と診断され、体温も36℃に回復しました。このため主治医は、入院は終了するとの治療方針をとりました。

　また、入院中にも担当看護師の夜間巡回に対して「うるさい」などと怒鳴って騒ぐため他の患者が皆起きてしまう、同室患者とトラブルを起こすなどの問題がありました（このことはカルテとは別に、対応記録として書面に残しています）。担当する看護師は複数いますが、近くに行くと些細なことで猛烈なクレームを受けるため、ベッドサイドに行くのが怖い、と泣きだす人まで出てきてしまいました。

　このため、主治医は、病状は回復して通院可能になったから退院してもらいたいことを告げるとともに、入院中にも夜間に病棟で怒鳴るなどの迷惑行動があるから、そのようなことを続けるのであれば当院ではもう診られなくなる、と注意しました。

　しかし、これに対してBさんは「俺はまだ気分が悪い。入院したのに全然よくなっていないじゃないか。いまは金もないし自宅には帰らない」、「あの看護師がばかだから注意しただけだ。お前たちが悪い」、「これからも外来でずっと俺を診ると約束するなら退院してやってもいい」などといって、退院を拒みました。

3）説得から退院命令、訴訟提起

　担当看護師たちと主治医は、外来からの経過や、他院での状況、入院

後の状況を踏まえ、科の部長、看護師長に相談しました。部長と看護師長は、Bさんの病状が回復して退院可能であることを主治医にあらためて確認した上で副院長・顧問弁護士と協議し、法的手続きをとってでも退院してもらう、という方針を決定し、病棟で共有しました。それ以降は必ずベッドサイドに行く際には複数人で対応し、主任クラスが必ず入るようにしました。

　入院契約終了宣告と退院命令の書面をつくり、主治医がBさんに口頭で説明するとともに、書面を交付しましたが、やはりBさんは退院に応じず、逆に「お前たちのやっていることは間違っている。どうなるかわかっているんだろうな」などとすごみました。

　このため、病院では顧問弁護士に直ちに連絡し、病室明渡し請求訴訟をBさんに対して提起するとともに、病室明渡しの仮処分の申立てを行い、その旨Bさんに通知しました。

4）解決

　Bさんは訴訟を提起されたと聞くとさすがにあわてた様子で、裁判所に電話をするなどしていましたが、本当に訴訟が提起されていることがわかると、2日後には荷物を持って病室から消えていました。その後、BさんはA病院には来なくなりました。

過剰な要求の予防と段階的対応

井上法律事務所　衞藤正道弁護士

1 ― 過剰な要求とは

　5章では、患者・家族からの医療機関・その職員に対する「過剰な要求」について述べたいと思います。

1）定義

　患者・家族からの「過剰な要求」とはどのようなものをいうのか、すなわち「過剰な要求」の定義は何でしょうか。
　医療法や医師法など医療に関する法令（法律だけでなく、法律を具体的に施行するために必要な細則を定めた施行規則などの法規範）でだけでなく、民法や刑法などの一般的な法令にも、「過剰な要求」というものを定義した規定はありません。
　そこで、ここでは、「過剰な要求」とは「通常の一般の患者・家族であれば要求しないような特別なこと、あるいは、社会通念に照らして相当と認められる範囲を超えたことを要求し押しとおそうとすること」をいうことにします。
　この意味での「過剰な要求」には、例えば、些細なミスに対して土下座や著しく高額な慰謝料を要求するなど、医療機関・その職員に対する要求の内容が過剰なもののほか、診察や手術等に対する質問や不満を長時間あるいは何度も訴えてくるなど、医療機関・その職員が過剰な対応をしなければならず、業務遂行に支障が出るものも含まれます。
　悪質なクレーマーでなくとも、場合によっては、些細なミスに対して

感情的になって大声で不平・不満をいい、何かしらの要求をすることもあります。特に、患者は病気で苦しんでおり、その家族も患者の病気を心配し、看病等でストレスがたまっていることもあり、ついつい厳しい言葉・要求を口にしてしまうこともあると思います。

　仮に、患者・家族が感情的になって厳しい言葉・要求を口にしたとしても、医療機関職員から説明やお詫びをすればおさまる場合、すなわち、一過性、一時的である場合は「過剰な要求」とはいえません。医療機関職員が必要な説明やお詫びをし、あるいは相当な損害賠償の提案をしても、「納得できない」などといい、何度も要求し、自分の要求を押しとおそうとする場合が「過剰な要求」になります。

2）暴力・暴言との関係

　「過剰な要求」は、患者本人だけでなく、その家族がすることもあり、また、要求が単独でなされる場合だけでなく、医療機関・その職員に、要求を受けいれさせるための手段・方法として、医療機関職員に対する暴力・暴言が伴う場合もあります。

　全日本病院協会の院内暴力等に関する実態調査ワーキンググループが、2008年4月21日にプレスリリースした「院内暴力など院内リスク管理体制に関する医療機関実態調査」[14]によると、52.1％の病院（576病院）が過去1年間において、職員に対する院内暴力（身体的暴力・精神的暴力・セクハラなど）の事例を経験していました。そのうち、警察への届出は5.8％、弁護士へ相談は2.1％しかありませんでした。

　院内暴力の当事者の多くは患者本人ですが、暴言等の精神的暴力では、患者2,652件／家族など784件、身体的暴力では、患者2,253件／家族など62件、セクハラでは、患者900件／家族など35件など、患者だけでなく、家族等による暴力・暴言も少なくないようです。

　また、東京都内の私大病院で構成される私立大学病院医療安全推進連絡会議が2011年に実施した調査を解析した「都内私立大学病院本院の

---

[14] 調査期間は2007年12月20日から2008年1月31日。調査対象は社団法人全日本病院協会全会員病院2,248病院で、うち1,106病院（49.2％）から回答を得たものです。

職員が患者・患者家族などから受ける院内暴力の実態」[15]によると、過去1年間に、職員の41.5％が暴言を、14.8％が暴力を、14.1％がセクハラを受け、全体の44.3％の職員（複数の種類の院内暴力を体験した職員もいるため）が、暴言・暴力・セクハラのうち何かしらの院内暴力を受けていました。

院内暴力が原因で「退職したいと思った」職員が3.7％（1,159名）、「死にたかった」とまで思った職員が0.27％（58名）もいました。

そして、暴言を受けたと回答した職員のうち、25.9％が「バカ、アホ、ふざけるな、誠意を見せろ、土下座しろ等の医療者を罵倒する言葉」をいわれ、0.6％が金銭を要求されており、医療機関職員に対する要求に暴言が伴っていることがあることがわかります。

3）分類

「過剰な要求」を要求主体から見ると、患者本人だけでなく、その家族・親類などが行うこともあります。

これまで筆者が経験したモンスター・ペイシェント（クレーマー）といわれる事例は、患者が高齢者で、患者本人はおとなしく、患者だけの時は、医師や看護師を始め医療機関職員の指示に従い、平穏に医療サービスを提供できても、患者の子等の家族が暴言を吐いたり、過剰な要求をしたりし、特に自宅で患者の世話などができないとして退院を拒否するものが多いです。

次に、「過剰な要求」の要求形態から見ると、些細なミスに対して土下座や記者会見を要求したり、多額の金銭を要求したりすることなどは容易に想像できると思います。

しかし、このような医療機関・その職員に対し、積極的に何か具体的な行為を行わせる形態だけなく、例えば、些細なミスなどにかこつけて、入院費用の免除を要求し（入院費用の支払い拒否も、広い意味では同じと考えられます）、あるいは、治療の結果、退院できる状態になったに

---

[15] 都内私立大学病院本院の職員が患者・患者家族などから受ける院内暴力の実態. 日本医療・病院管理学会誌.50（3）.p.219-227.2013.

もかかわらず退院の延期・入院の継続を要求するなど（退院拒否も、広い意味では同じと考えられます）、本来行うべきことを行わせないようにするという形態も考えられます。

また、「過剰な要求」の原因・きっかけから見ると、医療過誤を含め医療機関職員にミス・落ち度などがあり、それが起因している場合と、ミスなどがない場合があります。

ほかにも分類の仕方はあると思います。しかし、大切なことは分類自体ではなく、「過剰な要求」といってもさまざまバリエーションがあり、したがって、対応も事例に応じたものにする必要がありますので、対応の基本や一般的な流れ・方法を習得し、顧問弁護士や警察に相談し連携しながら、手順を踏んで、毅然と対応することが重要になります。

2 — 過剰な要求に対する段階的対応と予防

1）対応の基本

「過剰な要求」といっても、要求の内容・理由、要求者の感情の高ぶりの程度、これまでの要求の有無・程度、要求を伝える手段・方法などさまざまです。ここでは一般的な対応の流れ・方法について述べますが、対応の基本は次の3点です。過剰な要求に限らず、クレーム対応一般も同様です。

●医療機関に何も非がない場合には「要求には応じられません」と明確に拒否すること。
●誤った初期対応をせず、先行きを見すえて毅然と対応すること。
●顧問弁護士や警察に相談し連携すること。

2) 一般的な対応の流れ・方法

一般的な対応の流れ・方法は次のとおりです。

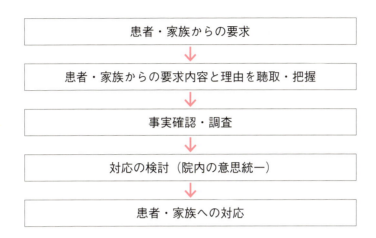

3) 要求内容と理由の聴取・把握

まず患者・家族から、医療機関職員に対し、何かしらの要求があった場合には、要求の内容と理由をしっかり聴取します。

患者・家族の話を途中で遮ると、それ自体に対しクレームをつけ、より感情的になったりして収拾がつかなくなることがありますので、まずはじっくり、冷静に話を聞き、患者・家族の要求の内容と理由が何であるかを明確に把握することが重要です。

要求に対して適正な対応をとるためにも、また、上司等に正確に報告し、関係者間で情報を共有するためにも、聴取の際には、患者・家族とのやりとりを必ずメモに残します。

患者・家族の話を聞いて、医療機関に何も非がないことが明白な場合には、「要求には応じられません」と明確に拒否する回答をしておく必要があります。

そうでない場合には、即答したり、あわてて弁解したりせず、いったん持ちかえって検討した上で回答するとのスタンスをとることが必要か

つ肝要です。

①無断録音についての裁判例

　患者・家族から話を聞く際に、患者・家族が同意すれば、会話を録音することは当然できます。

　では、患者・家族に無断で録音することはできるでしょうか

　少なくとも、無断録音を認めた次ページの裁判例が、違法あるいは違法と疑われる行為の証拠として利用・残すことに着目していることなどからすれば、これまで患者・家族が何度か過剰な要求をし、また同じような要求をし、あるいはすることが予想できる場合や、暴力・暴言やそれに近い言動が伴う、あるいは伴うことが予想できる場合などでは、後日の証拠とするために無断で会話を録音することも許されると考えられます。

　当該医療機関の診療・入院に関する規定等の院内規定のなかに、「病院は、必要な場合には、患者・家族との会話を録音できる」などの録音規定を盛りこんでおき、さらには患者・家族が作成する入院申込書や誓約書に、このような規定が盛りこまれている「『診療・入院に関する規定』に従います」との言葉を入れておき、無断録音の法的根拠としておくことも一つの手です。

　無断で録音していることがわかってしまうと、患者・家族は激高し収拾がつかなくってしまうこともあると思いますので、注意してください。

　逆に、患者・家族は、対応している医療機関職員から言質をとろうと、無断で会話を録音している可能性があります。

　したがって、医療機関職員は、録音されている可能性があると考えて、不用意な発言などをしないように注意する必要があります。

無断録音についての裁判例①
最高裁平成12年7月12日決定・判タ1104号81ページ

> 本件で証拠として取り調べられた録音テープは、被告人から詐欺の被害を受けたと考えた者が、被告人の説明内容に不審を抱き、後日の証拠とするため、被告人との会話を録音したものであるところ、このような場合に、一方の当事者が相手方との会話を録音することは、たとえそれが相手方の同意を得ないで行われたものであっても、違法でなく、右録音テープの証拠能力を争う所論は、理由がない。

無断録音についての裁判例②
千葉地裁平成6年1月26日判決・判タ839号260ページ

> 本件録音テープは相手方の同意を得ないで録音されたものである。しかしながら、ここでいう相手方なる者は通常の対話の相手方ではない暴力行為者であり、しかもそれが職場という密室で行われたため、これに対抗する手段として本件各録音テープの録音がなされたというのである。そのような状況下における暴力行為等を確たる証拠として残す手段としては、録音という方法が有効かつ簡単な方法であるから、録音テープの証拠能力を否定すれば相手方の違法行為を究明できないことになって、かえって正義に反する結果となる。それ故、暴力行為者たる相手方の同意を得ずにその状況を録音する行為は著しく反社会的な行為とはいえず、本件各録音テープの証拠能力を肯定すべきである。

②謝罪的言動についての裁判例

仮に、患者・家族が録音をしていないとしても、初期の段階で、「謝罪します」、「申し訳ございません」など、謝罪するような言葉を使うと

誤解を招き、患者・家族は、医療機関が誤りを認め、自分の要求を受けいれると思ってしまう恐れがあります。このような謝罪的な言葉や、例えば、「病院長と相談の上、対処いたします」などのような期待を持たせてしまうような言動はしないようにしなければなりません。

確かに、医療機関職員が謝罪的な言動をしたからといって、当然に、医療機関が法的責任（損害賠償責任）まで認めたことを意味するものではありません。

しかし、法的責任を認めるものでないと、いわば公認されるのは、最終的に裁判になった時です。それに至るまでの間は、患者・家族は、事あるごとに、謝罪的な言動を持ちだして自分の要求を押しとおそうとし、トラブルの激化・長期化を招くことになってしまいますので、このような言動をしないよう注意しなければなりません。

謝罪的言動についての裁判例①
東京地裁平成22年12月8日判決・判タ1346号199ページ

> 施設長が謝罪の言葉を述べ、原告らには責任を認める趣旨と受け取れる発言をしたとしても、これは介護施設を運営する者として、結果として期待された役割を果たせず不幸な事態を招いたことに対する職業上の自責の念から出た言葉と解され、これをもって被告に本件事故につき法的な損害賠償責任があるというわけにはいかない。

謝罪的言動についての裁判例②
東京地裁平成24年9月6日判決

> 原告らは、被告は、原告らに対し、泣きながら謝罪したり、自分のミスであることを自認したりしており、原告ら主張の事故態様でなければ、このような真摯な謝罪をするはずはない旨主張し、確かに、被告を含めて被告病院関係者が「申し訳ありませんでした」等の発言をしたことについては、争いがない。
> しかしながら、この程度の発言は、自分の看護行為により結果として骨折させてしまったことに対する謝罪として一般的なものであって、看護・医学上の過誤責任を法的に認める趣旨ではないとする被告らの主張は相当というほかない。そして、その他に被告ら病院関係者によって本件看護行為が注意義務に違反するものであったことを自認する趣旨と受け取れるような発言があったことを認めるに足りる証拠はない。

　初期対応を誤ると、医療機関主導で事態を収束に向かわすことができず、トラブルが激化・長期化することになってしまいますので、初期対応の重要性を常に肝に銘じておく必要があります。
　その他、患者・家族からの聴取（聴取にとどまらず後述の対応も同様です）では、以下の点に注意する必要があります。

> ○暴力・暴言等のリスクを軽減し、何かあった時にすぐに対処できるように、聴取・対応場所は、医療機関内など自分の管理がおよぶ場所にする。
> ○1人では会わず、患者・家族と同数以上の人数で会う。
> ○病院長や診療部長など決裁権を持っている者が同席すると、判断を迫られ、持ちかえった上で検討するという対応がとれないので、決裁権者は同席しない。

4) 事実確認・調査

　患者・家族からの要求の内容と理由を聴取し、把握したら、事実を確認・調査します。

　事実の確認・調査は、関係者からの聴取と、カルテ・看護記録等の医療記録を基に行います。

　カルテ・看護記録等の医療記録（特にカルテ）には、特段の事情がない限り、高度の信用性、絶対的といってよい証拠力があり、裁判では、記載されていることは真実とされます。

　そのため、患者・家族から要求（クレーム）があった際には、早急に医療記録をチェック・見直しをし、もし記載漏れや誤りなどがあった場合には、直ちに補充・訂正等の追加記載をしなければなりません。

　ただし、改ざんを疑われないようにするため、追記は末尾に、しかも追記した日付とともに記載しなければなりません。

5) 対応の検討

　患者・家族への対応の検討で重要なことは、病院長等の管理者側と要求（クレーム）の原因となった現場の医師・看護師との意思・意見の統一を図り、医療機関としての統一の方針を決めることです。統一が図れていないと、対応者によってぶれが生じるなどして、要求を押しとおそうとする患者・家族に付けこまれ、トラブルが激化・長期化する恐れがあります。

6) 患者・家族への対応

　対応が決まったら、例えば、担当医で納得しなかった場合には、事務長が対応にあたるなど、役割分担をしながら、毅然と対応を進めます。

　前述のとおり、医療機関に何も非がない場合には「要求には応じられません」と明確に拒否の回答をします。

患者・家族が、医療機関職員の対応に納得しない場合には、顧問弁護士にバトンタッチし、資料15のような弁護士からの通知書（内容証明郵便）を発送します。その前に、医療機関から資料16のような通知書を発送することもあります。

裁判所での話しあいである民事調停の利用、あるいは医師・看護師業務の支障を解消すための医療妨害禁止仮処分の申立てなどの民事対応（民事的法的措置）をとります。

また、医療機関職員による対応の過程で、患者・家族が暴力・暴言を振るう場合には、警察に連絡・相談し、暴行罪や脅迫罪等の被害届の提出や刑事告訴といった刑事対応をとる必要もあります。

そのため、対応の検討の段階から、顧問弁護士と相談・連携して、先行きを見すえて、対応を検討することが必要になります。また、日頃から、警察からの協力に応じたり、相談に行くなどして、警察と連携できるような関係を築いておくことも重要です。

7）予防法

患者・家族による過剰な要求（過剰な要求に限らず、暴力・暴言等の対応一般も同様です）を予防する基本は、過剰な要求には応じず、必要があれば民事・刑事対応もとるという毅然とした姿勢をとり、かつ、その姿勢を公に示すことです。

例えば、過剰な要求を繰りかえす患者に対し、警察に連絡し刑事告訴をしたり、慰謝料を請求する民事訴訟を提起したり、あるいは、これら実際に行った法的措置を公に示すことによって、「あの医療機関で過剰な要求をしても無駄だ」、「あの医療機関で過剰な要求をすると警察がやってきて大変なことになる」などと認識されるようになり、過剰な要求への抑止になります。

公に示す方法として、患者・家族向けの院内掲示物、患者・家族等への配布用の「病院からのお知らせ」や「＊＊病院通信」などに、「暴力・暴言や過剰な要求があった場合には、警察に通報します」との言葉

資料15　弁護士からの受任通知書

通　知　書

　前略　突然のお手紙で失礼いたします。

　すでに、医療法人＊＊＊＊病院（東京都＊＊区＊＊町＊丁目＊番＊号。以下「＊＊＊＊病院」といいます）から連絡があったと思いますが、当職らは、貴殿からの謝罪要求および1億円の慰謝料請求の件（以下「本件」といいます）について、＊＊＊＊病院から委任を受けた弁護士です。

　本件につきましては、＊＊＊＊病院から説明がありましたように、＊＊＊＊病院には法的責任はないと考えております。

　本件については、当職が＊＊＊＊病院を代理いたしますので、今後のご連絡等は当職らにお願いいたします。

　取り急ぎ、以上のとおり通知いたします。

平成〇〇年〇〇月〇〇日

〒＊＊＊－＊＊＊＊
　　　　　　　　　　東京都＊＊区＊＊町＊丁目＊番＊号
　　　　　　　　　　通知人　　　医療法人＊＊＊＊病院

〒＊＊＊－＊＊＊＊
　　　　　　　　　　東京都＊＊区＊＊町＊丁目＊番＊号
　　　　　　　　　　＊＊法律事務所
　　　　　　　　　　通知人代理人　弁護士　＊＊　＊＊　㊞
　　　　　　　　　　同　　　　　　弁護士　＊＊　＊＊　㊞

〒＊＊＊－＊＊＊＊
東京都＊＊区＊＊町＊丁目＊番＊番
＊＊　＊＊　殿

資料16　医療機関からの事前通知書

通　知　書

　前略　貴殿からの謝罪要求および1億円の慰謝料請求の件（以下「本件」といいます）について、ご連絡いたします。

　当院の見解は、担当者から何度もご説明しているとおり、当院に法的責任はありません。

　当院の説明にご納得いただけないようですので、本件につきましては下記の当院顧問弁護士にお願いすることにいたしました。

　近々、当院顧問弁護士から連絡があると思いますので、よろしくお願いいたします。

記

〒＊＊＊－＊＊＊＊
東京都＊＊区＊＊町＊丁目＊番＊号
　　　　　　　　＊＊法律事務所
　　　　　　電　話　　03－＊＊＊＊－＊＊＊＊
　　　　　　FAX　　　03－＊＊＊＊－＊＊＊＊
　　　　　弁護士　＊＊　＊＊
　　　　　弁護士　＊＊　＊＊

平成〇〇年〇〇月〇〇日

〒＊＊＊－＊＊＊＊
　　　　　　　　東京都＊＊区＊＊町＊丁目＊番＊号
　　　　　　　　　医療法人＊＊＊＊病院　　㊞

〒＊＊＊－＊＊＊＊
東京都＊＊区＊＊町＊丁目＊番＊番
＊＊　＊＊　殿

を入れる方法があります。その際、単に「警察に通報します」と記載するのではなく、「＊＊警察署に通報します」と管轄警察署の具体的名称を明記することが有効です。具体的な警察署名を明記することにより、読む患者・家族に、当該医療機関が管轄警察署と連携しているとの印象・思いをいだかせて、効果的です。

　さらに、院内掲示物や「病院からのお知らせ」、「〇〇病院通信」などに、資料17のように法的措置の実績を盛りこみ、公表すれば、警察への通報等が現実味を帯び、よりいっそうの抑止になります。

　次に、患者・家族による過剰な要求に関して、次のような規定を盛りこんだ、診療・入院に関する規定あるいは施設管理規定を制定することで、過剰な要求に対して、効果的な対応をとることが法的に可能になり、過剰な要求への抑止になります。

> 患者・家族が、過剰な要求（入院継続の強要、繰りかえし同じ説明を求めることなど）をするなど、医師・看護師等の当院職員の業務を妨げる言動をした場合には、当院は、患者を退院させ、患者・家族を院外へ退去させることができる。

　このような規定は、制定するだけでなく、院内の掲示板に貼りだしたり、冊子にして受付や待合室、ナースステーションなどに置いて、患者・家族が閲覧できる状態にしておく必要があります。

　さらには、患者・家族が記入する入院申込書や誓約書に「患者・家族は、当院の『診療・入院に関する規定』を遵守し、貴院の指示に従います」などの規定を入れておき、患者に規定の冊子を交付すれば、規定の各条項が、医療機関と患者との間の入院契約の内容となり、また、医療機関と家族との間で、規定に従うとの合意が成立したことになり、入院契約や合意に基づき、患者・家族に対し、過剰な要求の禁止、退院（病室からの退去）・院外退去などを請求することができるようになります。

資料17　院内掲示

病院からのお知らせ

（平成○○年○○月号）

1. 外来担当医の変更

2. 新任医師・看護師紹介

3. 院内暴力の禁止

　当院では、病院をあげて、院内暴力の対策に取り組んでおり、院内暴力を発見した時は、＊＊警察署に通報するなどの対応をとっています。

　医師や看護師などの医療従事者に対する暴力・暴言、過剰な要求は、医療従事者を疲弊させるだけでなく、他の患者さんの診察・看護に支障をおよぼします。

　当院は、引きつづき、院内暴力に対して断固たる対応をとってまいります。

　院内暴力に対する警察通報等の件数（かっこ内は平成28年累計）
＊＊警察署への通報	2件（8件）
被害届提出・刑事告訴	0件（1件）
民事調停申立て	1件（3件）
医療妨害禁止仮処分申立て	0件（1件）
民事訴訟	0件（2件）

3 ─ 事例から学ぶ

　それでは、事例を通して、患者・家族等の過剰な要求に対してどのような段階的対応をとればいいのかについて解説します。

1）事例1　患者による過剰な移送介助要求等の問題行動

①主な経過

○糖尿病性足潰瘍の治療のため入院。
○患者が、担当医に、保険会社に提出する診断書に、入院理由を真実と違う転倒と記載するよう要求。医師が拒否すると、激高し、その後も、何度か、入院理由を転倒にするよう要求。
○患者が、昼夕は外食をするので、病院食を出さないよう要求。医師が、食事も治療の一環なので病院食をとるよう説明するが、患者は、血液検査のデータは悪くないことを理由に、病院食を拒否。
○昼夕食の購入や買い物をするため、あるいは食事をするため、ヘルパーや看護師に、病院内の売店や食堂への移送介助を要求。また、自分一人で行えるのに、洗髪介助、病院内のATMや知人が入院している他病棟の病室への移送介助等を要求。
○介助を、勤務者が多い日勤帯にするようお願いするが、看護師等の人数が少ない夜勤に入る時間帯に介助を要求。看護師等が「難しい」、「少し待ってほしい」などというと立腹し、「ふざけるな！」、「つべこべいわず、さっさとやれ！」などと怒鳴るので、仕方なく対応し、勤務時間外の看護師等が対応しなければならないこともある。
○その他、必要な治療や検査を受けないなどの問題行動あり。

②**対応**

　本件は、医療機関にはなんの落ち度や不手際等はなく、患者が、過剰な移送介助を含め問題行動を起こしている事例です。

　まず、保険会社に提出する診断書に、事実と違う入院理由を記載することは断固として拒否してください。もし、事実と違う入院理由を記載すると、保険金詐欺に加担したとして詐欺罪（刑法第246条）に問われることになります。

　さらに、医師が公務員としての身分を有する場合には、その医師が作成した診断書は公文書となるので、虚偽公文書作成罪（刑法第156条）にも問われることになります。

　本事例のような過剰要求、その他問題行動があった場合は、まずは口頭でやめるよう注意し、やめなかったことも含め、カルテに記載しておくことが必要になります。

　何度か口頭で注意しても、やめない場合には、問題行動を列挙した文書を作成し、それを患者に交付し、問題行動をやめるよう申しいれます。その際、資料18のような、医師や看護師の指示に従うことなど約束する「誓約書」を差しいれるよう求めるのがよいでしょう。

　患者が、退院可能な状態の場合には、宛先空欄の診療情報提供書を用意し、退院を指示し、他の医療機関への受診を勧めるべきです。

　医療機関（医師・看護師）と患者との間に信頼関係があって、医療機関は安全な医療サービスを提供でき、患者もそれを受けることができますが、本事例のように、過剰要求を含めた問題行動が繰りかえされ、改善されない場合には、この信頼関係が破壊されていると考えられるからです。治療を続けると、例えば、他の患者にとってはなんでもないことでもトラブルが生じかねませんので、このような信頼関係が破壊されている患者に対しては、治療を続けるべきではありません。

資料18　誓約書

＊＊＊＊病院　病院長　殿

誓　約　書

私は、以下のことを約束します。

1. 医師や看護師の指導・指示に従い、治療に専念し、必要な検査も受けます。
2. 退院の要否は医師の判断に従い、医師から退院の指示があった場合には、すみやかに退院します。
3. 医師、看護師、病院職員に対し、暴力、暴言、威嚇、過剰な要求や特別扱い、その他の迷惑行為や他の患者に対する治療・看護に支障を生じさせる行為を行いません。
4. 医師、看護師、病院職員に対し、面談・架電等の強要や長時間の面談・架電を行いません。
5. 自分でできることは、医師、看護師、病院職員にお願いせず、自分でやります。
6. 他の患者に迷惑をおよぼす行為を行いません。
7. 病院の設備、機器などを故意に破損・汚損する行為をしません。
8. 上記1から7に反した場合には、すみやかに退院・院外退去し、その後は違反する恐れが払拭されるまで入院・通院を控えます。

平成　年　　月　　日

住所　_____

氏名（本人）　_____　㊞

氏名（家族）　_____　㊞

病院側確認者　_____

2) 事例2　家族による退院拒否・支払い拒否などの問題行動

①主な経過

○患者＝70歳代男性、家族＝息子
○平成28年1月10日、胸痛発作のため救急車で救急外来を受診。
○医師が急性心筋梗塞と診断し、入院治療が必要と判断し、同日、入院。
○1日2万円の個室を使用。
○カテーテル治療等を行ったあと、投薬調整等も行い、同年1月末までには、入院での治療は終了し、同年2月10日の時点では入院の必要はまったくなく、いつでも退院できる状態に回復。
○退院の日程調整のため、患者の息子に電話連絡するも、電話に出ず、折りかえし電話が欲しい旨留守電に入れても折りかえしの連絡がない状態が続く。
○息子は面会時間外（午後10時以降の遅い時間）に患者の病室を訪れ、面会。
○面会後、ナースステーションに立ちよって、あるいは帰宅後、ナースステーションに電話をして、看護師に対し30分以上同じ質問（病状や服用薬に変わりがないのに、患者の病状、服用薬の名称や効能等の質問）をしたり、細かな体調不良を理由に、必要のない検査や他科受診等を強く求めたりするため、看護業務に支障が生じている。
○上記の際に、息子に、退院の日程調整をしたいので、日中に来院するか担当医に連絡するよう話すもまったく聞く耳を持たず、かえって、治療や看護にクレームをつけ、また、まだ完治していない、自宅で世話ができない、あるいは、そのような事実はないのに誤った投薬をされたと訴えて誤投薬に対する説明や補償等の対応がないといって、入院の継続（退院拒否）と医療費（入院治療費と個室使用料）の免除（支払い拒否）を求めている。

○入院治療費と個室使用料は未払いのまま。

②対応

　本件は、医療機関にはなんの落ち度や不手際等はなく、患者の家族が、入院継続、長時間にわたる同じ質問の繰りかえしなどの過剰な要求を含め問題行動を起こしている事例です。息子が、医師への連絡・退院の日程調整をしようとせず、事実に反することを理由に退院と医療費の支払いを拒否しているのは、いわば医療機関を介護施設代わりに、しかも無料で使うに等しいといえ、毅然とした対応をとるべきですが、最終的な法的措置も見すえて手順を踏む必要があります。

　本件では、対応すべき問題は大きく分けて、退院、医療費、長時間にわたる質問や不必要な検査等の要求の3つがあります。

　このうち、最優先すべき問題は、退院です。

　患者を退院させれば、長時間にわたる質問や不必要な検査の要求等から解放され、看護師の心理的負担はなくなります。また、未払い医療費が増えることも回避でき、新たな患者を入院させることもできます。未払いの医療費については、法的措置を含め、退院後に対応すればよいのです。

　退院に向けての手順は、次のとおりです。

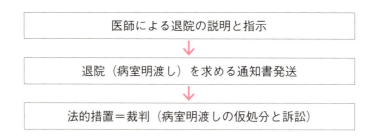

　まず、医師による退院の説明と指示を行います。

　入院契約と退院との関係については、以下に2つの裁判例を示します。裁判（訴訟）では、退院は「病室（大部屋では当該患者のベッドおよびその周辺の占有使用スペース）の明渡し」として法律構成します。

入院契約と退院との関係についての裁判例①
東京地裁昭和44年2月20日判決・判タ235号235ページ

> 入院契約の目的は、病院側において、入院患者の病状を診察し、右病状が退院可能な程度まで回復するよう治療をなすことにあり、入院治療の必要性の有無は医師の医学的、合理的な判断に委ねられ、患者の訴える自覚症状はその判断の一資料にすぎないもので、医師が当該患者に対し入院治療を必要としない旨の診断をなし、右診断に基づき病院から患者に対し退院すべき旨の意思表示があったときは、特段の事情が認められない限り、占有使用に係る病床を病院に返還して病室を退去し退院すべき義務がある。

入院契約と退院との関係についての裁判例②
岐阜地裁平成20年4月10日判決

> 入院を伴う診療契約は、病院の入院患者用施設を利用して、患者の病状が、通院可能な程度にまで回復するように、治療に努めることを目的とした私法上の契約であり、医師が、患者の病状が、通院可能な程度にまで治癒したと判断した場合に、同診断に基づき病院から患者に対し退院すべき旨の意思表示があったときは、医師の上記診断が医療的裁量を逸脱した不合理なものであるなどの特段の事由が認められない限り、入院を伴う診療契約は終了し、患者は速やかに入院患者用施設である病室から退去する義務を負う。

2つの裁判例からわかるように、入院契約（入院を伴う診療契約）は、通院可能な程度まで回復するように治療することを目的とするものであり、通院可能な程度まで治療したかどうかは、医師が判断します。そして、患者は、特定の病気を治療するために入院するのですから、その特定の病気が入院治療によって通院可能な程度まで治療したと医師が判断した場合には、医師は、患者に対し、退院の指示をすることができ、その場合、患者は退院しなければならない義務を負います。

　したがって、退院の第1の手順は、担当医が、患者に対し、入院目的の病気は通院可能な程度まで治療したので、入院治療の必要性はなく、退院できる状態になったことを説明し、期日を決め、その日までに退院するよう指示（法律的には退院の意思表示）することになります。

　上記裁判例から明らかなように、入院の必要性の有無、すなわち退院の要否の判断は、医師が判断するので、医師が入院の必要はないと判断し、退院を指示した場合には、患者はそれに従わなければなりません。患者や家族が退院の拒否や入院継続を要求しても、医師は毅然として自己の判断を貫き、患者・家族の要求を受けいれる必要はありません。

　患者や家族が退院拒否・入院継続を要求しトラブルになることが予測できる場合には、担当医を始めとする関係者が集まり協議し、顧問弁護士とも相談して、退院指示をするXデーとその段取りを決めます。そして、Xデーに退院を指示する際には、担当医だけでなく、他の医師や看護師も立ち会い、退院についての説明も含め、退院指示をカルテに記載しておく必要があります。

　退院指示に関して重要となってくるのが、入院時に、入院の目的となった病気をカルテや入院診療計画書等の書面に明記することです。こうすることにより、入院目的の病気が特定でき、退院の説明と指示をスムーズに行うことができます。

　また、入院時に患者・家族が作成する入院申込書や誓約書に、例えば、「患者は病院の退院の指示に従い退院する」との規定、さらには、家族について「自ら病院の退院の指示に従うとともに、患者も従わせ退院させる」というような規定を盛りこんでおき、あるいは、診療・入院に関

する規定等の院内規定のなかに、これらを規定し、入院申込書や誓約書に「患者・家族は、当院の『診療・入院に関する規定』を遵守し、貴院の指示に従います」などの規定を盛りこんで、患者に規定冊子を渡すのがよいでしょう。

　多くの医療機関では、「患者は病院の診療上の指示に従う」というような診療上の指示に関する規定を置いていると思います。医療機関が、自ら退院をしない患者に対し、退院を求め、法的措置すなわち裁判を起こす場合に、裁判所が必ず確認するのが、患者の状態と退院の法的根拠です。

　患者の状態については、医師が診療経過と現在の状態を報告する書面（陳述書など）を作成すればクリアできます。しかし、退院の法的根拠については、入院申込書等に「退院の指示に従い退院する」との規定があれば、それが入院契約の内容になっていることがより明確になり、裁判所としては安心して、退院（病室明渡し）を命じる裁判をすることができます。

　しかも、家族についても「退院の指示に従い、患者も従わせ退院させる」との規定があれば、患者の退院について、法的に、患者だけでなく、家族を相手することもできるようになります。

　したがって、退院の指示をより実効的にし、将来の法的措置も見すえて、上記のような「退院の指示」に関する規定も盛りこんでおく必要があります。

③通知書の発送

　医師が設定した退院期日までに患者が退院しない場合には、次のステップとして内容証明郵便で退院を求める通知書を発送する方法があります。

　患者については、病院の病室を所在地として送ることになります。患者が高齢者で1人での退院が難しいような場合には、患者だけでなく、家族に対しても通知書を発送するのがよいでしょう。上記のように、家族についても、「退院の指示に従い、患者も従わせ退院させる」との規

定があれば、家族に通知書を発送しやすくなります。

　通知書を発送しなければならないような状況では、裁判の可能性も高まりますので、医療機関名で発送するとしても、顧問弁護士とよく相談した上で発送すべきです。

　通知書として、患者本人宛てと家族宛てとして、資料19の通知書が考えられます。最低限、入院目的の病気とそれに対して通院可能な程度まで治療したこと、入院契約がすでに終了していること、即時の退院請求を明示することが必要です。

　通知書を発送しても退院しない場合には、法的措置、すなわち裁判を起こすことになります。具体的には、病室明渡し断行の仮処分申立てと病室退去請求訴訟というものを行うことになります。これらの裁判は、弁護士が代理人として行うのが通常です。

　担当医の退院指示、あるいは内容証明郵便による退院指示を受け、患者が退院しなかった場合には、法的措置をとることになります。

　法的措置という性質上、裁判所が退院を認めるまでに時間がかかります。その間、これまでと同様に、家族が、面会時間外に、医師や看護師に対し、長時間にわたり同じ質問を繰りかえしたり、不必要な検査や他科受診等を強く求めたりすることが続くことになります。

　この場合、医師や看護師としては、「これまで説明したとおりです」などと回答して、説明や電話を断ることが、第1次的な対応になります。

　しかし、患者・家族の入院継続の希望に反し、退院を指示したことにより、家族が反発心を持ったり、強硬化し、医師や看護師に対し、いままで以上にしつように説明等の対応を求めたり、場合によっては、暴力を振るったり暴言を吐いたりし、医療・看護業務に大きな支障を生じさせるだけでなく、医師や看護師が身の危険を感じることがあるかもしれません。

　その場合には、医療機関あるいは顧問弁護士が、早急に、家族に対し、しつような質問や暴言・暴力をやめるよう通告するとともに、やめなかった場合には刑事手続きも含め、しかるべき法的措置をとることなどを内容とする通知書を内容証明郵便で発送する必要があります。

それでもおさまらない場合には、裁判所に、家族を相手に、医師や看護師に対して暴力・暴言を用いるなどして、医療・看護業務を妨害してはならないというような医療妨害禁止の仮処分申し立てという方法があります。

　これらと同時に、医療機関としては、暴力・暴言があったら、直ちに警察に連絡し、警察官の出動を要請することです。警察を呼ぶことにためらいを感じるかもしれませんが、ためらいは不要です。医師・看護師は、医療・看護業務を誠実に行っており、暴力・暴言を我慢しなければならない立場にありません。それに、医療機関は、日頃、警察にいろいろ協力していると思いますので、逆に、医療機関の職員が暴力・暴言で困っている時は、なんの躊躇もなく警察に保護を求めてください。

　警察官が出動したからといって、暴力・暴言を用いた家族が、直ちに逮捕されるわけではありません。

　しかし、警察官は、医療機関に出動し、当該家族を説得し帰宅させるなどし、事態を鎮静化させます。鎮静化により、急場をしのげるので、顧問弁護士に連絡・相談するなどし、対応策を検討することができるようになります。

　ですから、躊躇せず、警察に連絡することが重要です。

　暴力・暴言が用いられ、あるいは、患者・家族が長時間にわたりしつように説明等の対応を求めたため、その業務に著しい支障が生じた場合に、あてはまる可能性がある主な犯罪を資料20にまとめました。これらの犯罪が成立するか、刑事告訴や被害届の手続きをするかについては、顧問弁護士とよく相談し決める必要があります。ただ、どのような言動が犯罪になりえるかを知っていれば、警察官の出動を要請しやすく、説明もしやすくなると思います。

資料19　患者宛て通知書

通　知　書

　貴殿の退院について、次のとおり通知いたします。

　貴殿は、平成28年1月10日、急性心筋梗塞の治療を目的に、当院の循環器内科に入院いたしました。

　当院は、貴殿の心筋梗塞の治療をし、貴殿は退院ができる状態になりましたので、同年2月25日を退院日といたしました。

　しかしながら、貴殿は退院されなかったので、貴殿の長男の＊＊＊＊殿に退院のお話をしたい旨連絡いたしましたが、いっこうに連絡がない状況が続いています。

　上記のとおり、貴殿は、治療により退院できる状態になっており、入院契約は同年2月25日をもって終了しておりますので、直ちに退院するよう通知いたします。

平成28年2月29日
〒＊＊＊－＊＊＊＊

　　　　　　　　　　　　　　　東京都＊＊区＊＊町＊丁目＊番＊号
　　　　　　　　　　　　　　　　＊＊＊＊病院　　㊞

〒＊＊＊－＊＊＊＊
東京都＊＊区＊＊町＊丁目＊番＊番
　＊＊＊＊病院　＊＊＊号室
＊＊　＊＊　殿

資料19-2　家族宛て通知書

通　知　書

　＊＊＊＊殿の退院について、次のとおり通知いたします。

　＊＊＊＊殿は、平成28年1月10日、急性心筋梗塞の治療を目的に、当院の循環器内科に入院いたしました。

　当院は、＊＊＊＊殿の心筋梗塞の治療をし、＊＊＊＊殿は退院ができる状態になりましたので、同年2月25日を退院日といたしました。

　しかしながら、＊＊＊＊殿は退院されなかったので、貴殿に退院のお話をしたい旨連絡いたしましたが、いっこうに連絡がない状況が続いています。

　上記のとおり、＊＊＊＊殿は、治療により退院できる状態になっており、入院契約は同年2月25日をもって終了しておりますので、直ちに、＊＊＊＊殿を退院させるよう通知いたします

平成28年2月29日

〒＊＊＊－＊＊＊＊
　　　　　　　　　　　　　　　東京都＊＊区＊＊町＊丁目＊番＊号
　　　　　　　　　　　　　　　　　＊＊＊＊病院　　㊞

〒＊＊＊－＊＊＊＊
東京都＊＊区＊＊町＊丁目＊番＊号
＊＊　＊＊　殿

資料20　暴力・暴言、過剰要求等が該当する可能性がある犯罪

> **暴行罪（刑法第208条）**
> 　暴行を加えた者が人を傷害するに至らなかったときは、2年以下の懲役若しくは30万円以下の罰金又は拘留若しくは科料に処する。

> **傷害罪（刑法第204条）**
> 　人の身体を傷害した者は、15年以下の懲役又は50万円以下の罰金に処する。

> **脅迫罪（刑法第222条）**
> 　生命、身体、自由、名誉又は財産に対し害を加える旨を告知して人を脅迫した者は、2年以下の懲役又は30万円以下の罰金に処する。

> **強要罪（刑法第223条）**
> 　生命、身体、自由、名誉若しくは財産に対し害を加える旨を告知して脅迫し、又は暴行を用いて、人に義務のないことを行わせ、又は権利の行使を妨害した者は、3年以下の懲役に処する。

> **器物損壊罪（刑法第261条）**
> 　前3条に規定するもののほか、他人の物を損壊し、又は傷害した者は、3年以下の懲役又は30万円以下の罰金若しくは科料に処する。

> **恐喝罪（刑法第249条）**
> 　人を恐喝して財物を交付させた者は、10年以下の懲役に処する。
> 　前項の方法により、財産上の利益を得、又は他人にこれを得させた者も、同項と同様とする。

> **名誉毀損罪（刑法第230条）**
>
> 　公然と事実を摘示し、人の名誉を毀損した者は、その事実の有無にかかわらず、3年以下の懲役若しくは禁錮又は50万円以下の罰金に処する。

> **侮辱罪（刑法231条）**
>
> 　事実を摘示しなくても、公然と人を侮辱した者は、拘留又は科料に処する。

3）事例3　医療過誤があったと主張して患者がお金を要求した場合

①主な経過

> ○耳を虫に刺されたと訴えて受診した患者に対し、医師が、帯状疱疹と診断し治療をした。
> ○その後、患者が、患者の顔面に神経マヒが発症し、治療が不適切だったと訴え、医師に対し、「200万円支払えば終わる」と200万円を請求した。

②対応

　本件については、場合分けをして検討してみたいと思います。

　まず、医師の診断と治療が適切であった場合、すなわち医療過誤がなかった場合、医師は、患者に対して、損害賠償責任を負いませんので、患者の請求を拒否できます。

　しかし、患者が納得せず、例えば、約20回にわたり、「200万円支払えば終わる」との文書を送りつづけ、医師が畏怖を感じた場合には、医師は、不当な金銭要求を理由に、患者に対し、慰謝料を請求することが

できると考えられますので、裁判（民事訴訟）を起こすことができます（千葉地裁平成19年7月23日判決）。

次に、医師の診断が誤っていた、あるいは適切な治療を行わなかった場合を考えてみます。

この場合、医師の診断、治療に過失があり、かつ、顔面神経マヒ発症と因果関係が認められる時は、医療過誤であり、医師は、患者に対し、損害賠償責任を負います。

医療過誤が明白な場合はもちろんですが、医療過誤が疑われる場合にも、顧問弁護士と相談し、医療過誤かどうか、医療過誤の時の適正な損害賠償額を算定し、医療過誤と認められる時は、訴訟や刑事告訴、マスコミ報道をされないようにするため、患者と早急に示談することが重要です。その際、ポイントとなるのは、保険会社を説得し保険金を出してもらうことなので、その点も顧問弁護士と相談し、迅速に対応する必要があります。

医療過誤の場合でも、患者が、医師に対し、例えば、「すぐに200万円を支払わないと痛い目にあうぞ」とすごむなどし、要求に応じなければ、医師の身体に危害を加えられるかもしれないと畏怖するような手段を用いて200万円を支払わせた時は、200万円が損害賠償として適正な金額であったとしても、患者に恐喝罪（刑法第249条）が成立することがあります。

他人（本件では医師）に対して権利を有している者（本件では患者）が、その権利を行使することは、権利の範囲内であり、かつ、その方法が社会通念上一般に忍容すべきものと認められる程度を超えない限りは、正当な権利行使として違法ではありませんが、その範囲程度を逸脱した時は違法となり、恐喝罪が成立すると解されているからです（最高裁昭和30年10月14日判決）。

したがって、恐喝罪が成立すると思われる場合には、刑事告訴や被害届の手続きをするか、顧問弁護士とよく相談する必要があります。

4) 事例4　文書を出せという患者からの要求を受けいれた場合

①主な経過

○当該医療機関では、採血をする場合、採血者は、手袋をし、患者ごとに手袋の上から手を消毒したあと、指先で血管を確認し、穿刺する前に穿刺箇所を消毒することになっている。
○本件では、手袋の上から手を消毒し、指先で血管を確認し、穿刺箇所を消毒したあと、慎重を期すため指で穿刺箇所を再確認し、それから穿刺。
○採血者の記憶では、再確認をしたあと、穿刺箇所を再消毒したが、患者からは、再確認の際に穿刺箇所を指で触ったあと、消毒せずに穿刺したとの訴えあり。
○患者は、感染があった場合には、医療費を補償するとの文書を出せと要求。当該医療機関でしか採血はしていないので、感染があれば、当該医療機関が原因であることは明らかであり、その時は、弁護士を立てて訴える、と主張。
○採血室長が、感染の恐れがないことを説明しようとしても、患者は、話を遮り、一筆差しいれることを何度も強く要求したため、差しいれることを約束してしまった。

②対応

　本件は、採血者と患者とで、採血における穿刺前の消毒の有無についての認識が違う事例です。
　仮に、再度の血管確認後の穿刺前に、穿刺箇所の消毒を行っていなかったとしても、手袋は消毒しており、穿刺針も滅菌された使いすてを使用していたので、感染の可能性はほとんどないと考えられ、患者に実害も生じていません。
　したがって、医療費補償文書の提出要求は「過剰な要求」であり、医

療機関には、このような文書を出す必要も義務もないと考えられます。

　しかし、現場の医療機関職員（採血室長）は、文書を出すことを約束してしまいました。

　もちろん、文書は出す必要はないとの原則を貫くのが本来のスタンスなのでしょうが、実際の医療現場では、そのように杓子定規な話ですべて解決するとは限らず、医療機関に実質的に不利益がおよばないようにしつつ、患者の要望に沿った解決法を検討しなければならない場合もあります。

　そのように文書を出さなければならない場合、本件では、資料21のような文書が考えられます。

　この文書では、ミスの存在を積極的に認める体裁にならないようにするために、「お詫び状」等の表題を付けず、作成者も病院長にせず、「当院採血室にて起きた件」とあいまいな表現を用いています。また、「原因で」、「発症したことが明らかになった場合には」と明確な因果関係を要求する言葉を使用するなど、文書提出と医療機関の実質的不利益回避という双方の要望を極力満たすようなものにしています。

　また、多くの場合、特に患者・家族が医療従事者の時には、この件を教訓によりいっそうの医療安全を図る旨の言葉を入れることが、鎮静化の一つのポイントになります。ただ、その際、単に「医療安全を図る」とだけにすると、本件を含めこれまで医療安全を図っていなかったかのような印象を与える恐れがありますので、「よりいっそう」などの言葉を加え、これまでも「医療安全は図っていたこと」、「けっして医療安全をおろそかにしていないこと」を暗示しておくのがよいでしょう。

　このように本来は出す必要のない文書であっても、やむを得ず出さなければならないような場合もあると思いますが、その際には、不利益を極力回避するよう顧問弁護士とよく相談する必要があります。

資料21　補償に関する文書

＊＊＊＊　様

　平成29年1月10日の当院採血室で起きた件に関して、ご心痛を与えお詫び申しあげます。

　当院における採血時における消毒ですが、採血者は手袋を使用し、手袋の上から患者ごとに消毒を行っています。手袋は穿刺前に消毒しており、穿刺する針も滅菌された使いすてを使用していますので、感染の可能性は極めて低いと考えられます。

　同日の採血における穿刺が原因で、＊＊＊＊様に感染症が発症したことが明らかになった場合には、その疾病に対する医療費を補償いたします。

　職員一同、この件を真摯に受けとめ、よりいっそうの医療安全に努めてまいります。

平成29年1月20日

　　　　　　　　　　　　　　　　　　　　　　　　　　＊＊＊＊病院
　　　　　　　　　　　　　　　　　　　　　　　　　　採血室　＊＊＊＊

おわりに

井上法律事務所所長　　井上清成弁護士

1 ─ 患者さんやご家族との良好な関係をめざして

　医療は、すべての国民にとって等しく必要不可欠なそれ自体が公共的な存在です。公共性、公益性を十分に実現するためには、すべての患者さんやご家族と良好な関係を築いていきたいものです。

　しかし、現在の我が国においては、国家財政・予算等にも限界があり、必ずしもその公共性・公益性の実現に十分とはいえない医療資源の制約があり、丁寧な対応にも人的・物的・財政的・時間的に大きな制約が存在しています。

　また、社会的要因としても、ともすれば患者さんを消費者などと一面的に捉えて、医療者を営利企業と同一視するようなものの見方におけるゆがみも残っています。

　法律的要因としても、被害者救済といった一方的な捉え方から、いっきに医療過誤を始めとした過失評価に流されがちでもあります。

　それらの諸々の国家的・社会的・法律的要因などが相まって、すべての国民にとってもっとも大切な生命・健康を守ろうとしているはずの医療現場の職員が、それが患者さんやご家族にとってもっとも大切なことだけに、逆にまったく正反対に逸脱して、ともすれば暴言・暴力・ハラスメントの対象とされてしまう現象は、なんとかなくしてしまわねばなりません。

　つまり、医療現場の職員を暴言・暴力・ハラスメントから守らねばなりません。そして、すべての病院・診療所の職員が、トラブルを防止し、または、トラブルを乗りこえて、患者さんやご家族との良好な関係を築

いていってもらいたいものです。

　結びの論として、本書の構成の中からさらに私の考えをコメントとして付加します。

2 ― 職員を暴言・暴力から守る段階的対応

　「納得できない！」、「真相を知りたい！」、「プロとしての責任をとれ！」。これらの不確定な意味の発言タイプを分析して、医療者は、知的なものにはそれに適した丁寧な対応をし、感情的なものには無理をしない限度までと見切ることが大切です。

　また、粗暴型に対しては、医療者が対応すべき限度は超えているので、それにふさわしい弁護士や警察に任せてしまいましょう。粘着型は大変ですが、その知的な部分に対してはそれ相応のところまでは対応することがよいでしょう。

　いったん問題が起きたら、通常の場合とは異なり、むしろ「間をあける」、「間合いをとる」ことが要領になります。

　謝罪については、責任承認としての謝罪を一度したら、あとになってから覆すことはできませんので、謝罪をする場合は十分に決断してからにしましょう。

　過剰な要求に対しては、明確に拒否すること、初期対応を誤らずに先行きを見すえて毅然と対応すること、顧問弁護士や警察に相談し連携することが重要です。

3 ― 組織としてのあるべき姿勢と対応

　医療現場の職員には、常に暴言・暴力・ハラスメントを受けるリスクが伴っています。しかし、職員をそのようなリスクにさらしているのは病院・診療所という組織自体です。このことを考えれば、職員を守るのは病院・診療所という組織の責務です。

　組織としては、その責務を果たすべく、組織のなかから適切な人材を

編成して対応チームをつくり、暴言・暴力・ハラスメントから職員個々人を守りたいものです。組織として対応チームをつくるからこそ、すでに述べてきた段階的対応が可能になるのです。

　これこそが組織としてのあるべき姿勢であり、対応であると考えられます。

4 ― 最後に

　本書は、井上法律事務所に所属している弁護士（衞藤正道、小野英明、小林英憲、宮澤茉未、加藤和子、藤井輝）が、常日頃の経験を基に分担執筆したものです。また、いまは在籍していませんが、かつて在籍して同じ経験を積んだ山崎祥光弁護士（大阪・御堂筋法律事務所）と吉成紗恵弁護士（福岡・いかり法律事務所）にも、執筆に加わってもらいました。特に山崎祥光弁護士には、企画や全体構成で尽力してもらいました。ただ、本書の文責はすべて編集者代表である井上法律事務所所長の井上清成にあります。

　本書が完成するまでに、日本看護協会出版会の青野昌幸氏には多大なご尽力とご支援を頂戴いたしました。この場を借りて、厚く御礼申しあげます。

　最後になりますが、暴言・暴力・ハラスメントから医療者の皆様が守られて、すべての国民のために十分な力を発揮して、よりよい医療を提供してもらえることを祈念しております。

医療法務弁護士が提案する
暴言・暴力・ハラスメントから
職員を守る段階的対応

2017年2月1日　第1版第1刷発行　　　　　　　　　　〈検印省略〉

編著者……………井上法律事務所　弁護士　井上清成

発行………………株式会社日本看護協会出版会
　　　　　　〒150-0001 東京都渋谷区神宮前5-8-2　日本看護協会ビル4階
　　　　　　〈注文・問合せ／書店窓口〉TEL 0436-23-3271　FAX 0436-23-3272
　　　　　　〈編集〉TEL 03-5319-7171
　　　　　　http://www.jnapc.co.jp

印刷………………日本ハイコム株式会社

本書の一部または全部を許可なく複写・複製することは著作権・出版権の侵害になりますのでご注意ください。
©2017 Printed in Japan　　　　　　　　　　　　　　ISBN978-4-8180-2033-7